小动物临床实践心电图

快速回顾手册

第2版

Rapid Review of ECG Interpretation in Small Animal Practice,
Second Edition

主编　［美］马克·A. 欧亚马（Mark A. Oyama）

　　　［美］马克·S. 克劳斯（Marc S. Kraus）

　　　［美］安娜·R. 盖尔泽（Anna R. Gelzer）

主译　胥辉豪　刘萌萌

长江出版传媒

湖北科学技术出版社

Rapid Review of ECG Interpretation in Small Animal Practice, Second Edition/ by Mark A. Oyama, Marc S. Kraus, Anna R. Gelzer / ISBN: 978-0-367-14675-7

著作权合同登记号：图字 17-2023-077 号

图书在版编目（CIP）数据

小动物临床实践心电图解读快速回顾手册：第 2 版 /（美）马克·A. 欧亚马（Mark A. Oyama），（美）马克·S. 克劳斯（Marc S. Kraus），（美）安娜·R. 盖尔泽（Anna R. Gelzer）主编；胥辉豪，刘萌萌主译 . — 武汉：湖北科学技术出版社，2023.8
    ISBN 978-7-5706-2534-5

Ⅰ . ①小…　Ⅱ . ①马…　②马…　③安…　④胥…　⑤刘…　Ⅲ . ①动物 – 心电图 – 手册
Ⅳ . ① S854.4-62

中国国家版本馆 CIP 数据核字（2023）第 079753 号

小动物临床实践心电图解读快速回顾手册（第 2 版）
XIAO DONGWU LINCHUANG SHIJIAN XINDIANTU JIEDU KUAISU HUIGU SHOUCE (DI 2 Ban)

| 策　　划：林　潇　李少莉 | |
| 责任编辑：林　潇 | 封面设计：曾雅明　北农阳光 |

出版发行：湖北科学技术出版社　　　　　　　　　　　　电话：027-87679468
地　　址：武汉市雄楚大街 268 号　　　　　　　　　　邮编：430070
　　　　　（湖北出版文化城 B 座 13-14 层）

印　　刷：河北华商印刷有限公司　　　　　　　　　　邮编：072750

889×1194　　　　　1/16　　　　　9 印张　　　　　250 千字
2023 年 8 月第 1 版　　　　　　　　　　　　2023 年 8 月第 1 次印刷
　　　　　　　　　　　　　　　　　　　　　定价：498.00 元（全 4 册）

本书如有印装质量问题　可找承印厂更换

译 委 会

主　译：胥辉豪　刘萌萌

副主译：黄　奇

参　译：朴雪玲　陈子洋　焦弋恩　胡小艳　陈香凝

　　　　丁婉霜　刘师言　康申辰

校　对：刘江渝　李启卷

主　审：林德贵　金艺鹏

译 者 序

心脏病是小动物临床中常见的内科疾病之一，随着兽医诊疗行业的不断发展，针对小动物心脏病的诊疗技术也日趋全面且成熟。其中心电图检测技术是必不可少的重要检测手段之一。由于相关知识较为抽象且操作需要一定的理论基础与实践经验，因此在临床中熟练开展技术与判读存在一定的难度。

《小动物临床实践心电图解读快速回顾手册：第 2 版》（*Rapid Review of ECG Interpretation in Small Animal Practice, Second Edition*）以图文并茂的形式深入浅出地介绍了小动物心电图的相关理论知识和临床病例分析，由美国著名小动物医学专家马克·A. 欧亚马（Mark A. Oyama）、马克·S. 克劳斯（Marc S. Kraus）和安娜·R. 盖尔泽（Anna R. Gelzer）编著。该书在第 1 版的基础上新增了一些章节，有助于小动物临床兽医更好地理解与学习心电图的操作与判读。小动物临床兽医在日常诊治工作中可以快速回顾相关知识点，因此该书对于一线小动物临床兽医具有极好的指导意义与极高的实用性。

我十分敬佩作者们能够收集到如此全面的典型案例素材。本书的翻译承蒙林德贵教授和金艺鹏教授的多次审校与指点，不胜感激。两位老师严谨治学的态度让我受益匪浅。此外还要特别感谢刘萌萌副教授与黄奇兽医师对本书翻译工作的大力支持，以及研究生朴雪玲、陈子洋、焦弋恩、胡小艳、陈香凝、丁婉霜、刘师言、康申辰、刘江渝和李启卷对翻译工作的协助。

我相信该书的出版对我国兽医临床诊治工作可起到一定的促进作用，尤其有助于广大一线小动物临床工作者，故乐于向广大读者推荐。另外，虽然本书经过数次审校，但由于时间仓促，不足之处在所难免，诚请批评指正。

胥辉豪

2022.10.14

主 编 简 介

马克·A. 欧亚马（Mark A. Oyama）DVM、MSCE、DACVIM- 心脏病学，是宾夕法尼亚大学兽医学院临床科学和高级医学系的教授和心脏科主任。他是佩雷尔曼（Perelman）医学院临床流行病学和生物统计学中心的助理学者。美国兽医内科学院心脏病学专业学士学位，他的主要临床专长涉及临床检查、超声心动图、心电图和非侵入性手术。他的研究涵盖动物模型的心脏病、黏液瘤性二尖瓣疾病、心脏生物标志物、临床试验、流行病学、生物学、生物统计学和利尿耐药性。

马克·S. 克劳斯（Marc S. Kraus）DVM、DACVIM- 心脏病学 / 内科学、ECVIM- 心脏病学，是宾夕法尼亚大学兽医学院瑞安医院临床心脏病学教授兼门诊医疗主任。美国兽医内科学院（内科、心脏病学）学士学位和欧洲兽医学院（伴侣动物）学士学位。他的主要临床专长是伴侣动物心脏病学、小动物和大动物的心脏生物标志物，以及心力衰竭管理。他的研究领域包括伴侣动物心脏病学、心脏生物标志物和抗心律失常疗法。

安娜·R. 盖尔泽（Anna R. Gelzer）Dr.med.vet、PhD、DACVIM- 心脏病学、ECVIM- 心脏病学，是宾夕法尼亚大学兽医学院心脏病学教授。欧洲兽医内科学院伴侣动物（心脏病学）学士学位和美国兽医内科学院（心脏病学）学士学位。她的主要临床专长是伴侣动物心脏病学，她的研究领域包括心律失常和电生理学。

前　　言

欢迎阅读第 2 版，第 2 版基于第 1 版良好的阅读性，进一步扩充新内容，以帮助从业人员能够更好地解读心电图（ECG）。本版本还包含关于心电图采集的资料、导线放置的详细介绍，以及患病动物体位的彩色图片。此外，本版本还包含了便携式的一页双列的重要心电图值和图表参考指南，可以从本书配套的网页上（www.crcpress. com）下载，建议置于心脏超声仪附近以便参考。本版本增加了两个新章节（第四章心律失常的治疗和第五章动态心电图监测）。新增的第四章涵盖了心律失常的基本治疗，强调品种特异性的心律失常，还列出了常用的抗心律失常药物表。第五章回顾了动态心电图（Holter）监测，这对检测和处理间歇性发生的心律失常是非常有价值的。从业人员可能会惊讶地发现，对犬获取和放置动态心电图记录设备是相对简单的，可以在大多数初级练习场合中完成。

实践可以提高解读 ECG 的技能，所以这本书的核心依然是与读者一起处理心电图病例。第 2 版在第 1 版 46 例心电图病例的基础上增加了 15 例新的心电图病例。一些新病例需要注意重要的临床症状，包括电解质紊乱、室上性心律失常、加速性心室自主心律和房室分离。另一些新病例的选择是面向渴望学习更高级主题的读者，如电击复律和起搏器功能。即使是对 ECG 解读比较陌生的读者也会发现，探索这些更高级的概念有助于更好地理解基本原理，并提高自己的技能。本版本还包括了几例进行动态心电图记录的病例，读者将有机会认识诸如 24 h 心律失常频率和平均每日心率等数据。

本版本仍然不忘初心，希望以一种引人入胜、易于理解、便于使用的形式提供信息，以利兽医执业者高效掌握。为此，本书对 ECG 进行全彩印刷并注释，基于此绘制各种图形和图表，以期达到快速解读和实用性最大化的目标。最后，我们要感谢许多实习医生和住院医生，我们在书中介绍的许多心电图病例都是由他们提供的。没有他们的工作，就不可能有这本书。

马克·A. 欧亚马（Mark A. Oyama）

马克·S. 克劳斯（Marc S. Kraus）

安娜·R. 盖尔泽（Anna R. Gelzer）

缩 写 词

AC	交流电		LAFB	左前分支阻滞
AF	心房纤颤（房颤）		LBBB	左束支传导阻滞
AFL	心房扑动（房扑）		MEA	平均心电轴
AP	旁路		RBBB	右束支传导阻滞
ARVC	致心律失常性右心室心肌病		SA	窦房
ATP	三磷酸腺苷		SB	窦性心动过缓
AV	房室		SSS	病窦综合征
AVRT	房室折返性心动过速		SVA	室上性心律失常
BB	β-受体阻滞剂		SVT	室上性心动过速
CCB	钙离子通道阻滞剂		VA	室性心律失常
CHF	充血性心力衰竭		VF	心室纤颤（室颤）
CRI	恒速输注		VPC	室性早搏
cTnI	心肌肌钙蛋白		VT	室性心动过速
DCM	扩张型心肌病		IV	静脉注射
ECG	心电图		IM	肌内注射
FAT	局灶性房性心动过速		SC	皮下注射
HR	心率		CRI	恒速输注
ICU	重症监护			

目　　录

第一章

心电图原理

心电图（ECG）是心肌在每个心动周期中产生的电位变化的图形记录。这些电位通过连接在四肢和胸壁上的电极在身体表面被检测出来，然后由心电图机放大，并以电压和时间的形式显示在特殊的图表纸上。心电图用于诊断心律失常和心电传导障碍。

心电图检查的适应证

- 评估听诊时发现的心律失常和心率紊乱。
- 有晕厥史或间歇性虚弱的病史。
- 麻醉期间的心脏监测。
- 危重病例的心脏监测。
- 监测因用药导致的心率和心律变化。
- 评估由非心脏疾病或药物毒性引起的电解质失衡导致的心电图形态改变和心率变化。
- 此外，心电图还有助于发现因心肌肥厚或扩张引起的心脏解剖学改变以及检测心包疾病。然而，在这些适应证中，超声心动图由于其优越的灵敏度已经在很大程度上取代了ECG。

心电图导联术语

为了记录ECG的波形，我们在动物身体的不同部位放置两个电极，在两电极之间进行差分记录。其中，一个电极标记为正极，另一个电极标记为负极。电极在动物身体上的位置是标准化的（图1.1），具体定义为：RA= 右前肢，LA= 左前肢，LL= 左后肢。每对电极的输出（差分记录）被称

为导联，用罗马数字Ⅰ、Ⅱ和Ⅲ来编号。这些导联叫作肢体导联。

心电图原理

这些肢体导联形成了所谓的"爱因托芬三角"（图1.2）。Ⅰ导联的正极在左前肢，Ⅱ导联的正极在左后肢，导联Ⅲ的正极也在左后肢。连接两个电极的假想线被称为导联轴。每个导联从动物额状面的不同角度来"观察"心脏。在兽医学中，有12个标准心电导联，它们可提供心脏电活动的幅度，以及从多个角度提供移动中的去极化波阵面方向的信息。向导联的正极移动的波阵面会使该导联的ECG上产生正偏转（正波）。而当

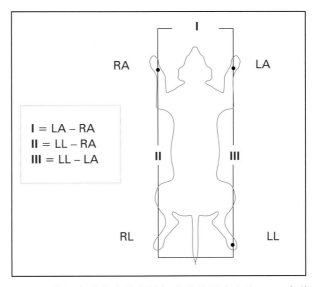

图 1.1 电极在动物身体上的标准化位置定义为 RA= 右前肢，LA= 左前肢，LL= 左后肢。每对电极的输出被称为导联，用罗马数字Ⅰ、Ⅱ和Ⅲ来编号

1

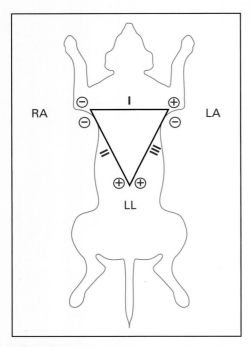

图 1.2　肢体导联（Ⅰ、Ⅱ、Ⅲ）为爱因托芬三角

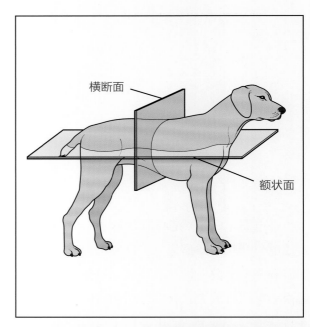

图 1.3　肢体导联展示了心脏在额状面的去极化。而胸导联展示了心脏在横断面的去极化

波阵面远离正极时，ECG 上会产生负偏转（负波）。与波阵面移动方向平行的导联轴在 ECG 上会产生一个大的偏转（高波），而与移动波阵面方向垂直的导联轴在 ECG 上仅出现小偏转或无偏转（矮波或无波）。

肢体导联

在额状面上，有 6 个肢体导联可用于评估心脏的去极化。图 1.3 为犬额状面的模式图。Ⅰ 导联、Ⅱ 导联和Ⅲ 导联直接记录两个肢体电极之间的电活动（表 1.1），因此被称为双极肢体导联。单极（加压）肢体导联与Ⅰ 导联、Ⅱ 导联和Ⅲ 导联所使用的电极相同，并且也同时测量两个终端之间的电活动，但其记录电极总是正极，其负极末端则由连接在右前肢、左前肢和左后肢上的电极之和组成（图 1.4）。这些肢体导联以其正极命名，分别位于左前肢（aVL）、右前肢（aVR）和左后肢（aVF）。其中，"a"代表加压，"V"代表矢量（图 1.5）。加压肢体导联 aVR、aVL 和 aVF 与Ⅰ 导联、Ⅱ 导联和Ⅲ 导联一起构成六轴参考系统的基础，可用于计算心脏在额状面的电轴。表 1.1 中列出了六肢体导联的正负极。

表 1.1　六肢体导联心电图的正负极

双极肢体导联		单极加压肢体导联	
Ⅰ	右前肢（−）到左前肢（+）	aVR	右前肢（+）到总极端（−）
Ⅱ	右前肢（−）到左后肢（+）	aVL	左前肢（+）到总极端（−）
Ⅲ	左前肢（−）到左后肢（+）	aVF	左后肢（+）到总极端（−）

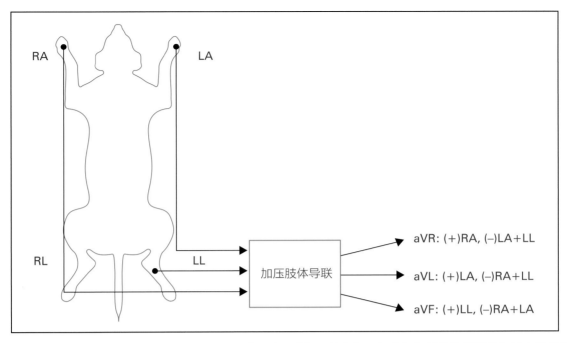

图 1.4　加压（单极）肢体导联使用与Ⅰ导联、Ⅱ导联、Ⅲ导联相同的电极，但单极加压肢体导联的记录电极总是正极，负极端由连接在右前肢、左前肢和左后肢上的电极之和组成

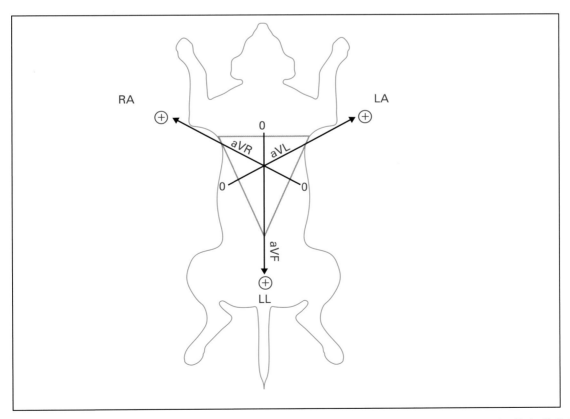

图 1.5　加压肢体导联以其正极命名，其正极可位于左前肢（aVL）、右前肢（aVR）和左后肢（aVF），其中"a"代表加压，"V"代表矢量

心脏前导联或胸导联（导联 V）

胸导联在横断面观察心脏电活动（图 1.3）。这补充了从六肢体导联中获得的电场信息。胸导联被称为导联 V（电压）。胸导联是带有正极探测电极的单电极，被放置在胸部（心前区）。胸导联（V1、V2、V3、V4、V5 和 V6）的电极直接放置在胸部（图 1.6）。在犬上，V1 放置于第五肋间（ICS）的胸骨右侧。第六肋间隙安放所有左侧导联 V2–V6。V2 放置在胸骨稍左侧；V4 放置在肋软骨交界处；V3 放置在 V2 和 V4 的中间位置；V5 放置在 V4 上方，与 V3 和 V4 之间等距；V6 放置在 V5 上方，与 V3 和 V4 之间等距。对于检测右心室增大或识别 P 波，左胸导联可能比肢体导联更加敏感。

正常心电图的起源

心电图波形是由心脏动作电位激活，通过心脏的特殊电传导系统以及心房和心室肌细胞传播而产生的。特殊传导系统由窦房（SA）结、结间束、房室（AV）结、希氏束（分成两个主束支）和浦肯野纤维组成（图 1.7）。规律的电活动通过这一特殊的传导系统产生每个心动周期相互协调的机械性收缩。窦房结细胞和房室结细胞具有固有的自发放电的能力（自律性）。正常的心房或心室肌细胞不会自发去极化。窦房结通常决定心率，因为与房室结和浦肯野纤维相比，窦房结细胞具有更快的自发去极化速度。

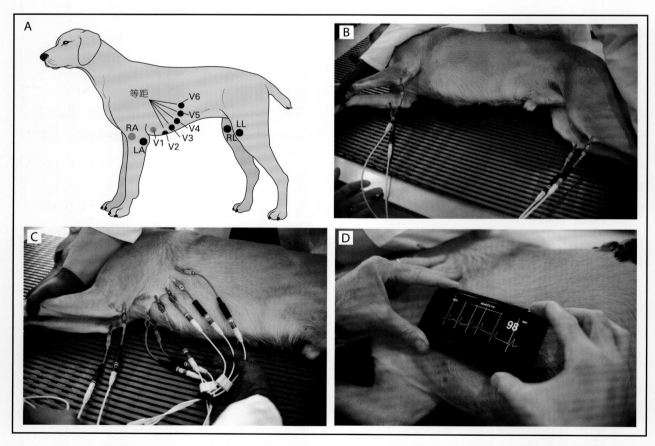

图 1.6 （A）肢体导联和胸导联位置示意。单极胸导联（V= 电压）直接放置在胸部（心前区）。（B）右侧卧犬的肢体导联放置。（C）胸导联放置。（D）基于智能手机的手持心电图设备沿犬的胸壁放置

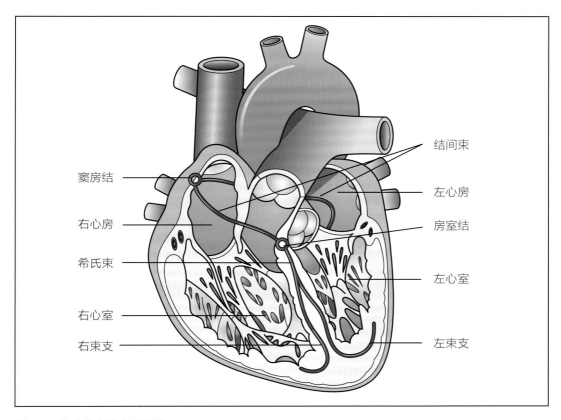

图 1.7　特殊的心脏传导系统

窦房结细胞实际产生的动作电位（起搏点电位）太小，因此无法在体表心电图上被观察到。然而，当激活波阵面与心房肌肌群"相遇"时，在体表便可观察到电活动的发生。因此，心动周期的第一个心电图波形称为 P 波，代表心房的激活。心房复极化在心电图上很少被注意到，因为它与心室去极化同时发生，因此隐藏在 QRS 波群中。

心脏电冲动的传导从窦房结开始，通过结间束的特殊传导系统经心房传导至房室结。当激活波到达房室结时，由于房室结细胞缓慢去极化的特性，传导明显减慢。这样的延迟为心房和心室的机械性收缩提供了时间。在体表心电图上，这种延迟传导使 P 波之后产生一个较短的相对等电段，形成了 PR 间隔。当电脉冲从房室结发出并进入希氏束 - 浦肯野网状系统时，传导速度再次显著增加。希氏束分为左右束支，分别使左右心室去极化。左束支进一步分为前束和后束。一旦心室的大肌肉群被激发，就会在体表心电图上看到一个大的偏转，该偏转称为 QRS 波群。该波群可以有几个组成部分。在 Ⅱ 导联中，该波群最初可能有一个向下的偏转，称为 Q 波；接着是一个显著向上的偏转，称为 R 波；该波终末还可能有一个向下的偏转，称为 S 波。这三种波形的极性和实际存在情况取决于所检测的导联。

紧随 QRS 波群的是另一个短的相对等电段，即 ST 段。在这段时间内，心室处于绝对不应期，也就是说，心室不能对其他电活动做出反应。在这一小段之后，心室恢复到电静息状态，心室的复极化波是一种低频信号，被称为 T 波。在 T 波期间，心室只是处于相对不应期，其可能被期前电活动激活。从 QRS 波群开始到 T 波结束的时间被称为 QT 间期，其代表了整个心室去极化和复极化。

导联的放置和心电图的采集

标准的心电记录系统记录模拟信号，并使用加热笔记录在光敏图形纸上。老式的心电图机每次记录一个导联，而较新的数字系统（在计算机上记录心电图）允许同时记录六导联或十二导联的任何组合。心电图机通常使用滤波器来减少基线伪影。50 Hz 的滤波器对于犬来说可能已足够，但是对于猫来说，为了保留 R 波和 S 波的高频成分，最好使用 150 Hz 的滤波器。为了避免房间内电源或其他电气设备的 60 Hz 交流电（AC）的干扰，正确接地是非常重要的。心电图接地电极通过一个单独的电极提供，其或与三个肢体导联中的一个合并，抑或是作为单独的导线。

六导联心电图采集步骤如下。

- 患病动物置于右侧卧位。动物的头颈应该靠在桌子上或地板上。
- 前肢和后肢应该平行，并与身体成直角（垂直）。
- 患病动物必须保持静止，尽量减少喘息和活动。猫不应该发出呼噜声。
- 连接标准的肢体导联。见表 1.2 和图 1.6。
  - 前肢电极放置在肘部或肘部下方。
  - 后肢电极放置在膝关节或膝关节上方。
- 一旦导联连接正确，ECG 导联不应相互接触或交叉。
- 如果使用心电图夹，最好用异丙醇或含有高离子浓度耦合凝胶润湿皮肤和心电图夹，以帮助在组织电极界面上传递电流。如果

表 1.2　犬、猫心电图电极位置

心电图电极	位置
黑色	左前肢肘部
白色	右前肢肘部
红色	左后肢膝关节
绿色	右后肢膝关节

使用"心电图贴片"，贴片中通常含有凝胶，不需要额外的乙醇。

- 表 1.1 描述了双极导联和加压导联系统的正负极构成。

十二导联心电图采集步骤如下。

- 按照六导联心电图的方法保定患病动物并连接标准肢体导联，然后按如下方式连接胸导联（图 1.6）。
  - 找出左侧第六肋间隙（IC6$_L$）。
  - V2 连接在 IC6$_L$ 的胸骨左侧。
  - V4 连接在 IC6$_L$ 的肋软骨交界处。
  - V3 连接在 IC6$_L$ 的 V2 与 V4 的中间位置。
  - V5 连接在 IC6$_L$ 处，V4 上方，与 V4 之间的距离等于 V2–V3 或 V3–V4 的距离。
  - V6 连接在 IC6$_L$ 处，V5 上方，与 V5 之间的距离等于 V2–V3、V3–V4 或 V4–V5 的距离。
  - V1 连接在右侧第五肋间隙（IC5$_R$）的胸骨右侧。
- 左心前区导联应沿 IC6$_L$ 等距放置，其中 V4 位于肋软骨交界处，V2 位于胸骨略左侧（图 1.6）。
- 虽然需要使用乙醇或耦合凝胶，但如果过量使用，一个导联的乙醇与另一个导联相接触就会产生导联污染，导致所有导联的 QRS 波群形态看起来都一样。

获取基于智能手机的心电图步骤如下。

- 某些基于智能手机的设备（Veterinary AliveECG™）可以记录患病动物的心电图，其软件可以在苹果和安卓应用商店下载。在动物的胸部放置一个特别设计的手机壳或含有电极的小塑料条。电极将表面电位传递给智能手机，然后智能手机屏幕上会显示心电图。
- 手机或电极条放置在左胸上心跳强度最大处，负极（智能手机的麦克风端）放置在动

物颅侧，而正极（智能手机的听音端）放置在尾侧，手机的角度约为 45°（图 1.6）。这个位置模拟Ⅲ导联。使用时，轻压胸壁，以确保电极与皮肤达到最佳的接触。可调整设备位置，以获得最大振幅心电图。

除了标准的六导联或十二导联心电图，还有其他几种心电图记录技术的使用，它们只依赖于少数几个导联。在麻醉下或重症监护病房（ICU）使用综合生理记录系统对血压、氧饱和度等进行持续监测，通常只记录一个导联。动态心电图或 Holter 是一项对患病动物进行长期心电图监测的重要技术，可以检测和量化间歇性心律失常。动态心电图机可连续记录二导联或三导联心电图长达 7 天，而且这些数据可以存储下来，通过电脑程序进行分析。

心脏传导系统和 P-QRS-T 波的组成

通过跨细胞膜离子浓度的复杂变化，建立细胞外电位场，从而激活相邻细胞，进而使细胞间发生电活动的传导。由于动物体是一个纯电阻介质，这些电位场得以延伸到体表。在心电图上看到的体表波的特征取决于每次激活的心肌组织的数量和激活波阵面的相对速度和方向。十二导联心电图提供了心脏电活动的大小，以及从多角度提供了移动中的去极化波阵面的方向。当一个波阵面向某个导联的正极端移动时，会导致该导联的心电图出现一个正波。当波阵面远离正极时，则会产生一个负波。与波阵面运动方向平行的导联轴会导致较大的偏转，而与波阵面运动方向垂直的导联轴会导致心电图出现小偏转（或不偏转）。

作为心电图的先驱，爱因托芬选择了字母"PQRST"，以避免与同时代正在研究的其他生理波产生冲突。波阵面由位于前腔静脉和右心房交界处的窦房结发起，使心房从右到左、从头到尾去极化。这导致在Ⅰ、Ⅱ、Ⅲ和 aVF 这些后肢导联出现一个小的、正向的 P 波，而在 aVR 和 aVL 出现一个负性或等电偏转。P 波振幅在Ⅱ导联最明显，这是因为心房去极化的平均矢量沿Ⅱ导联的正极行进。相反，在垂直于Ⅱ导联的 aVL 导联中，P 波几乎不可见。当电脉冲缓慢地穿过房室结进入希氏束，并向下扩散到束支和浦肯野纤维时，心电图在所有的导联中显示为等电线（基线）。这些传导组织是"绝缘的"，因此动作电位主要在细胞内传播，而不会在心肌间扩散导致体表心电图上出现可测量的信号。

一旦电脉冲到达心室心肌，它就会扩散到室间隔，然后穿过两个心室，在体表心电图上产生 QRS 波群。进入室间隔去极化的初始矢量可能指向头侧、右侧，即远离Ⅱ导联的正极，产生 Q 波的微小负偏转。由于左心室心肌量超过右心室，因此心室去极化的所有矢量的总和指向左侧、尾侧，即Ⅱ导联的正极，形成了 R 波的大的正偏转。虽然 R 波在Ⅱ导联振幅最大，但正常情况下所有后肢导联（Ⅰ、Ⅱ、Ⅲ和 aVF 导联）R 波均为正向。心室去极化的最后阶段包括心基部，因此使矢量的总和再次指向头侧，产生一个小的负偏转，即 S 波。并非所有的犬和猫都有 Q 波或 S 波，这些波的存在在某种程度上取决于心脏在胸腔中的水平位置。

心室复极化并不沿去极化相反的方向发生，前者是一个缓慢的过程，其始于心外膜和心室心尖，结束于心内膜和心基部。由此产生的各种复极化矢量几乎相互抵消，从而在Ⅱ导联中产生低振幅 T 波。犬的 T 波可正可负；而猫的 T 波几乎等电。

心脏的电特性

在心脏中可以观察到两种动作电位：发生在正常心房和心室心肌以及浦肯野纤维的快反应动作电位（图1.8A），以及存在于窦房结（心脏起搏器区域）和房室结（将心脏冲动从心房传导到心室的特殊组织）（图1.7）的慢反应动作电位（图1.8B）。

动作电位的不同阶段（图1.8）与细胞膜通透性的变化有关，主要是带正电的钠离子（Na^+）、钾离子（K^+）和钙离子（Ca^{2+}）的作用。这是通过在细胞膜上对单个离子具有特异性的电压依赖性离子通道的开合来完成的。在静息期（4 期），浦肯野纤维细胞（图1.8A）保持跨细胞膜电梯度（静息膜电位），这样细胞内部相对于外部带负电。这种细胞内负电位由 Na^+ 通道维持，它将 Na^+ 排出细胞。当来自相邻细胞的动作电位到达该细胞时，该细胞的静息电位将降低到一个阈值（即使其负性降低），进而使 Na^+ 通道的通透性突然增加，Na^+ 进入细胞并使其去极化。一旦细胞达到与 0 期相一致的电压阈值时，快速去极化（快反应动作电位上升段）就会发生。因此，膜电位就会发生逆转或变为正。一旦细胞去极化，它就不能再次发生去极化，直到在去极化过程中发生的离子流被逆转，后一个过程被称为复极化。心脏细胞的复极化大致对应于动作电位的 1 ～ 3 期。1 期包括一个短暂的快速复极化，始于动作电位上升段结束时，此时 Na^+ 通道失活，K^+ 通道短暂地产生向外电流。当细胞达到"平台期"或 2 期时，1 期被中断，该期由缓慢的 Ca^{2+} 内流维持。Ca^{2+} 的跨膜电流引起心脏的机械收缩。在平台期，复极化缓慢进行，直到 Ca^{2+} 通道关闭，最后，通过 K^+ 电流外流引起的最终的快速复极化期（3 期）紧随而至。由于第二次去极化只有在复极化发生后才能出现，所以从 0 期结束到 3 期后期的这段时间称为不应期。4 期为静息膜电位。这是细胞在受到外界电冲动（通常是相邻细胞的动作电位）刺激之前所停留的一段时间。

来自窦房结和房室结的细胞（图1.8B）具有较低的静息膜电位，在舒张期（4 期）逐渐正向增强，这是因为 Ca^{2+} 通过缓慢的 Ca^{2+} 通道稳定内流，最终导致自发去极化。在窦房结和房室结细胞中，Ca^{2+} 的缓慢内流使动作电位上升缓慢（慢反应动作电位）。

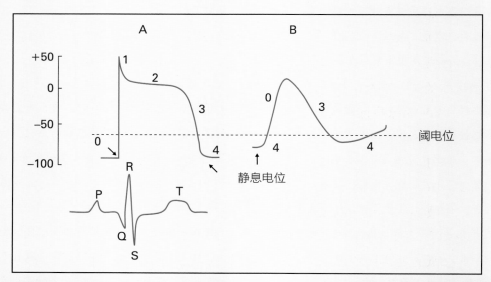

图 1.8　心脏动作电位与体表心电图的生成。快反应动作电位（图 A）发生在正常心房、心室心肌和浦肯野纤维中，主要负责体表记录的心电图产生。慢反应动作电位（图 B）存在于窦房结和房室结

第二章
心电图评估

运用系统研究法对心电图进行评估，可以使心电图中的重要信息不被忽略。需要分析的重要特征包括心率、心节律（心律）、平均心电轴（MEA）、波形形态和心脏增大的标准。本节提供了如何评估这些功能的分步指南，但我们必须先了解纸速和灵敏度设置对心电图的解读会产生怎样的影响。

心电图纸、灵敏度和速度的记录

心电图纸的背景图案为边长 1 mm 的正方形，水平和垂直方向每 5 mm 有一条粗分割线（大正方形）。心电图通常以 25 mm/s 或 50 mm/s 两种不同的纸张速度记录。纸张速度表示记录波形时纸张在心电图机中移动的速度。在 25 mm/s 时，每个 1 mm 正方形代表 0.04 s，每个 5 mm 正方形代表 0.2 s，而在 50 mm/s 时，每个 1 mm 正方形代表 0.02 s，每个 5 mm 正方形代表 0.1 s（图 2.1）。

心电图灵敏度指的是基于电压的波形振幅。在标准灵敏度下，1 mV 的脉冲将形成 10 mm 高的波形振幅（图 2.1）。在心电图电压较低的情况下（即在猫中），灵敏度可以提高（2 倍），这样 0.5 mV 的脉冲将产生 10 mm 振幅的波形，从而更方便观察单个心电图波形。相反，在心脏严重增大的动物中，灵敏度可以降低（减半），这样波形记录就不会超出记录纸的边界。一旦清楚了纸张速度和灵敏度，心率和波形形态的计算和观察就变得非常简单，只需以正方形数确定时间和振幅，并执行一些简单的计算，就可以分别将每个值转

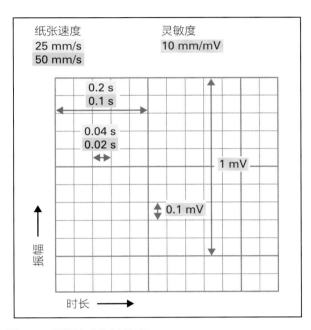

图 2.1　纸张速度和灵敏度

换为 s 或 mV。

心率

如果心律是规律的，计算心率最简单的方法是数两次心跳之间（RR 间期）的 1 mm 方块数，如果纸张速度为 50 mm/s，则用 3000 除以两次心跳之间的 1 mm 方块数（3000 mm 相当于 1 min，因为 60 s × 50 mm/s= 3000 mm），如果纸张速度为 25 mm/s，则用 1500 除以两次心跳之间的 1 mm 方块数（图 2.2）。这一计算将得出以每分钟心跳数（bpm）为单位的心率。如果心律是不规律的，则计算规定时间内的平均心率。明确 30 个大正方形（或 150 mm）在纸张速度为 50 mm/s 时代表 3 s；

9

在纸张速度为 25 mm/s 时则代表 6 s，对于心率的计算是有帮助的。因此，可以通过计算超过 30 个大正方形的 QRS 波群的数量来确定心率，如果纸张速度为 50 mm/s，则将该数量乘以 20，或者如果纸张速度为 25 mm/s，则将该数量乘以 10（图 2.3）。一种常用的快捷方式是使用标准圆珠笔（长度为 150 mm）计数，即：可以将笔放在心电图纸上以表示 3 s 或 6 s 的间隔，便可以快速数出由笔的长度划分的心跳数。若要获得"bpm"，如果纸张速度为 50 mm/s，则该数字乘以 20，如果纸张速度为 25 mm/s，则乘以 10。

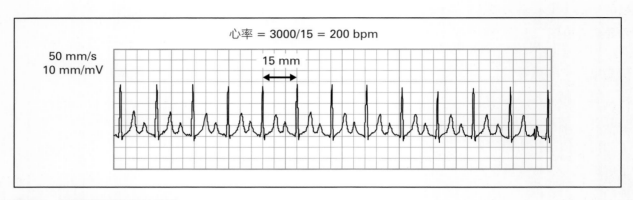

图 2.2　心律规律时心率的计算

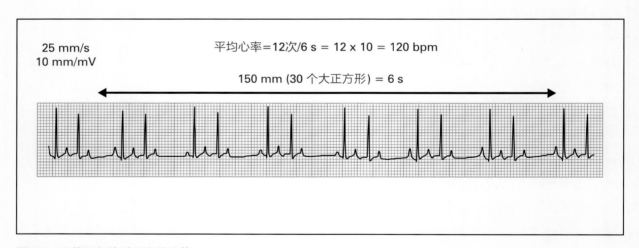

图 2.3　心律不规律时心率的计算

心律

心律描述了心跳的模式和 P-QRS-T 波形的顺序。最好通过长时间记录六导联心电图追踪来评估心律。确定心律时，应检查以下特征。

- 心跳的规律性：RR 间期是规律的还是不规律的？
- P 波与 QRS 波群的关系。
  a. 每个 QRS 波群前都有一个 P 波吗？
  b. 每一次 P 波之后都有 QRS 波群吗？
- 心跳的起源。
  a. 窦房结。
  b. 异位病灶（即心房、交界处或心室起源）。

●心率。

在一些情况下，心律具有变化性，或者由多种需要单独描述的不同节律所组成。

平均心电轴

平均心电轴（MEA）描述了动物额状面（如果动物置于仰卧位，则是由四条伸展的肢体所描绘的平面）上心室去极化时的综合方向。传统的六导联心电图系统将额状面分为 12 个部分，类似于饼状图分布（图 1.3、图 2.4）。由此，六导联心电图检查以 30° 为增量，从沿额状面的六个不同优势点记录心脏的电活动（图 2.4）。MEA 通常指向动物尾侧。犬的正常 MEA 为 +40° ~ +100°，而猫正常的 MEA 为 0° ~ +160°（图 2.5）。一个简单的记住正常 MEA 方向的方法是假设你在观察动物的背腹位或腹背位 X 线片，想象正常 MEA

从心脏中心指向左心室心尖。MEA 可以在正常范围内，也可以在正常范围偏左或偏右。MEA 右偏的常见原因包括右心室肥大或右束支传导阻滞。MEA 左偏的常见原因包括部分或不完全的束支传导阻滞。值得注意的是，左心室肥大通常不会导致 MEA 左移，因为正常的 MEA 已经指向左心室心尖的方向。少数情况下，由占位性病变或肺叶塌陷引起的心脏向胸腔两侧的机械移位会改变 MEA。图 2.6 显示了 MEA 左右偏移的动物示例。

波形形态和时间间隔

一个具有代表性的正常 P-QRS-T 波的振幅、持续时间和时间间隔如图 2.7 所示。

P 波

P 波代表心房去极化。P 波振幅或持续时间的增加与右心房和（或）左心房增大有关。犬和猫

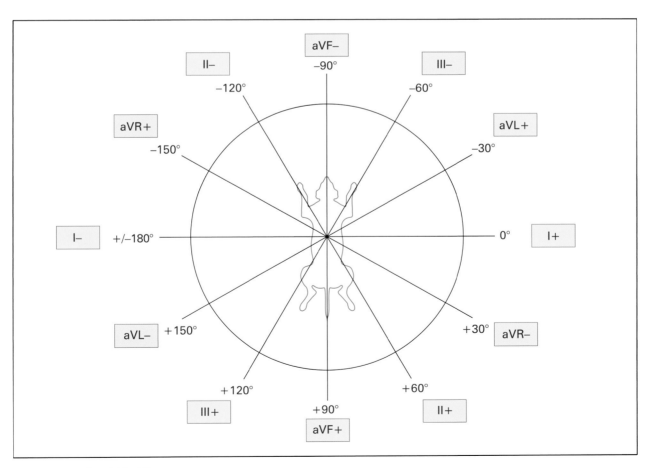

图 2.4　六导联心电图系统

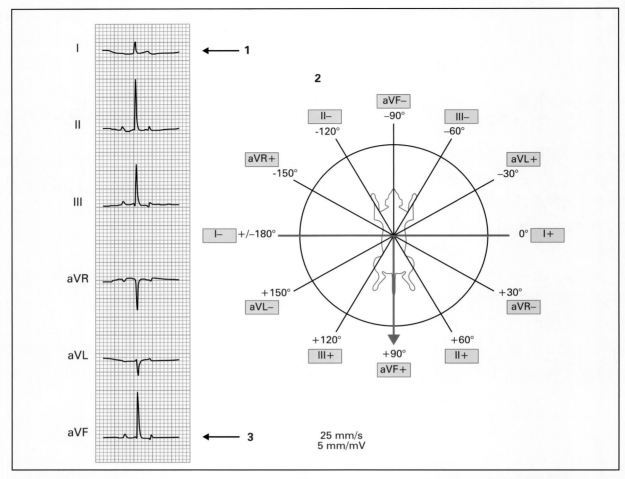

图 2.5　平均心电轴（MEA）的计算。平均心电轴的计算是通过检查六肢体导联中每一条 QRS 波群的极性进行的

注：1. 确定 QRS 波群电中性的心电图导联，即 QRS 波群的净极性最接近零的导联（即 QRS 波群的正负偏转相互抵消）。

　　　电中性的心电图导联在某些情况下是 QRS 波群最小的导联；在另外一些情况下则为 QRS 波群正波的幅度与负波的幅度的总和相同的导联。

　　2. 检查六轴导联系统，确定垂直于电中性导联的肢体导联。MEA 将沿着该垂直导联的正极或负极方向存在。

　　3. 检查心电图，注意垂直导联 QRS 波群的极性。

　　4. 如果该 QRS 波群总极性为负，MEA 指向垂直导联的负极；如果总极性为正，MEA 指向垂直导联的正极。

的正常 P 波值见表 2.1。在房颤（AF）、心房静止和窦性停搏的病例中 P 波消失。在Ⅱ级和Ⅲ级房室结传导阻滞的情况下，P 波后没有相应的 QRS 波群。倒置或反向的 P 波常见于交界性或心房性早搏及逸搏。

PR 间期

　　PR 间期表示电脉冲从窦房结通过心房、房室结和希氏束传导的时间。从生理学上讲，房室结

脉冲传导的延迟得以使心房的血液排空，并使心室充盈发生在心室收缩开始之前。PR 间期测量的是从 P 波开始到 QRS 波群的第一次偏转。犬、猫的正常 PR 间期见表 2.1。PR 间期持续时间的延长被描述为Ⅰ级房室传导阻滞。在窦性心律不齐或某些形式的Ⅱ级房室传导阻滞的病例中，可发现 PR 间期变化。异常短的 PR 间期是罕见的，仅见于旁路（AP）介导的心律失常的病例。

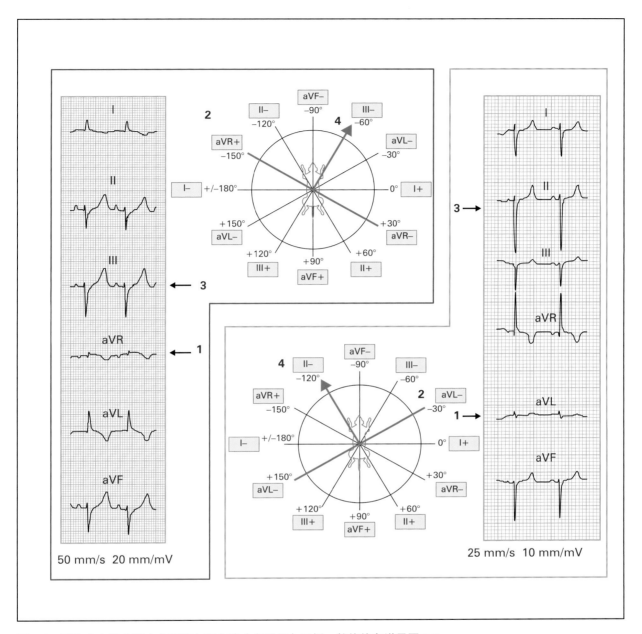

图 2.6　平均心电轴右移（右图组）和左移（左图组）示例。数值信息详见图 2.5

QRS 波群

QRS 波群代表心室去极化。标准命名法将第一次负偏转描述为 Q 波，第一次正偏转描述为 R 波，第一次正偏转之后的第一次负偏转描述为 S 波。注意，正常的 QRS 波群不一定包含所有的三种波形，在犬中，QRS 波群的个体差异性很大。心室去极化的正常顺序产生持续时间相对较短的 QRS 波群，并且其在Ⅱ、Ⅲ和 aVF 导联中为正波。犬和猫 QRS 波群的正常持续时间和振幅见表 2.1。心电图分析的一个关键部分是检查Ⅱ导联的 QRS 波群的形态，它提供波的起源、心室传导路径以及潜在心室肥大的线索。室上性起源（窦房结或室上灶，如心房或房室结）产生的 QRS 波群在Ⅱ导联中通常窄且呈正波，与正常窦性搏动相比，起源于心室的 QRS 波群持续时间更长且波形怪异。

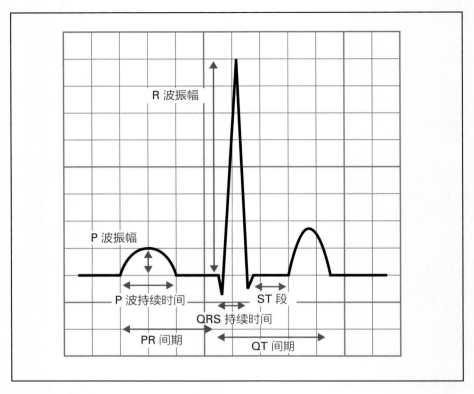

图 2.7　P–QRS–T 波的振幅、持续时间和时间间隔

表 2.1　正常犬猫的心电图振幅和持续时间

	犬	猫
心率	幼犬：70 ~ 220 bpm 成年犬：70 ~ 180 bpm	120 ~ 240 bpm
节律	窦性心律 窦性心律不齐	窦性心律
P 波		
振幅	最大：0.4 mV	最大：0.2 mV
持续时间	最大：0.04 s	最大：0.04 s
PR 间期	0.06 ~ 0.13 s	0.05 ~ 0.09 s
QRS 波群		
振幅	最大值：小型品种 2.5 mV（大型品种 3.0 mV）	最大值：0.9 mV
时间间隔	≤ 0.06 s	≤ 0.04 s
ST 段	升高或降低不超过 >0.2 mV	不升高，不降低
T 波	正、负或双向，不大于 25% 的高度或不高于 R 波	电中性或通常为正且 <0.3 mV
电轴	+ 40° ~ + 100°	0° ~ + 160°

资料来源：Tilley LP, Smith WK (2008). Electrocardiography. In: Tilley LP, Smith WK, Oyama MA, Sleeper MM (eds). Manual of Canine and Feline Cardiology, 4th edn. Saunders Elsevier, St Louis.

心室内的传导障碍也可以改变 QRS 波群的形态。心室肥大可以增加 QRS 波群的振幅和持续时间（尽管程度低于束支传导阻滞）或使 MEA 改变（如右心增大的情况，图 2.6）。

ST 段

ST 段（或间期）代表心室去极化结束至心室复极化开始之前的时间。一般来说，与基线相比，ST 段不应升高或降低超过 0.2 mV。在人类患者中，ST 段异常发生在心肌缺血／梗死、心包疾病或电解质失衡的情况下。在犬、猫中，心肌疾病（扩张型心肌病）、先天性心脏病（主动脉瓣下狭窄）、电解质失衡、急性缺氧（麻醉）或疑似心肌梗死（罕见）的病例中，偶尔会发现 ST 段异常。

T 波

T 波代表心室复极化。在犬和猫中，正常 T 波都表现出高度的可变性，可以是正波、负波、双向波或者振幅极低。但无论怎样，对于同一动物，在正常的节律中，T 波应该在每次心跳中保持一致。犬和猫的 T 波正常特征如表 2.1 所示。与人类患者相比，犬和猫的 T 波变化相对没有特异性，研究也相对较少。T 波异常可见于电解质异常、缺氧、传导异常或药物中毒（即地高辛）的病例中。从 QRS 波群开始到 T 波结束的持续时间被称为 QT 间期。

心脏增大的标准

犬和猫心脏增大的诊断标准如表 2.2 所示。简而言之，左心房增大表现为 P 波持续时间延长（二尖瓣型 P 波）或振幅增大，左心室增大表现为带有 R 波振幅增大的 QRS 波群波形和 QRS 波群持续时间延长。右心房增大表现为 P 波（肺型 P 波）振幅增大或持续时间延长，右心室增大表现为平均心电轴右移和 S 波明显。左心和右心增大模式的病例如图 2.8 和图 2.9 所示。

束支传导阻滞

希氏束是一种特殊的传导组织，形成房室结的远端部分，并分为两个主要的束支，从左右方向进入心室肌。当脉冲在任何一个束支中被阻滞或传导减慢，就会发生右束支传导阻滞（RBBB）或左束支传导阻滞（LBBB），并且导致特征 QRS 波群波形变化。为了诊断束支传导阻滞，需要六导联心电图记录平均心电轴。右束支传导阻滞的

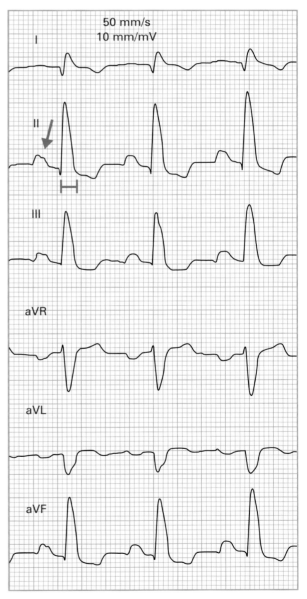

图 2.8 犬左心房和左心室增大分别由宽的、有凹陷的 P 波（箭头）和宽的 QRS 波群（红色条）表示

表 2.2　犬、猫心脏增大的心电图标准

	犬	猫
左心房增大		
P 波	>0.4 mV	>0.04 s
	>0.04 s	
	有凹陷	
右心房增大		
P 波	>0.4 mV	>0.2 mV
左心室增大		
R 波	导联 Ⅱ、导联 aVF 中 >2.5 mV	导联 Ⅱ 中 >0.9 mV
	（大型犬 >3.0 mV）	
	导联 Ⅰ 中 >1.5 mV	
左心室增大		
QRS 波群持续时间 *	>0.06 s	>0.04 s
右心室增大		
S 波	导联 Ⅰ 中 >0.05 mV	在导联 Ⅰ、Ⅱ、Ⅲ 和 aVF 中可见 S 波
	导联 Ⅱ 中 >0.35 mV	
电轴	右移（>+100°）	右移（>+160°）

* 犬的 QRS 波群持续时间 >0.08 s 和猫的 >0.06 s 可能与左或右束支传导阻滞有关。有关更多详细信息，请参见文本。

资料来源：Tilley LP, Smith WK (2008). Electrocardiography. In: Tilley LP, Smith WK, Oyama MA, Sleeper MM (eds). Manual of Canine and Feline Cardiology, 4th edn. Saunders Elsevier, St Louis.

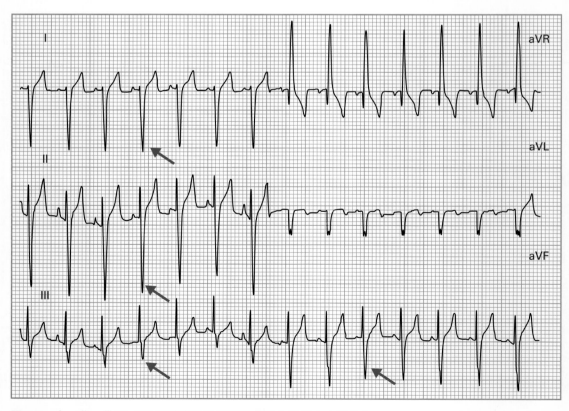

图 2.9　Ⅰ、Ⅱ、Ⅲ 和 aVF 导联的深 S 波表示犬右心室增大（箭头）

特点是平均心电轴右移和 QRS 波群持续时间显著延长（犬 >0.08 s 和猫 >0.06 s），而左束支传导阻滞的特点是平均心电轴正常和 QRS 波群持续时间显著延长（犬 >0.08 s 和猫 >0.06 s）。右束支传导阻滞和左束支传导阻滞的示例如图 2.10 和图 2.11 所示。束支传导阻滞模式的宽 QRS 波群形态可能会与心室心律相混淆。大多数束支传导阻滞病例的脉冲来源于窦房结，因此，尽管此时 QRS 波群形态有明显变化，但每个 QRS 波群前都有一个 P 波，且节律为室上性节律。右束支传导阻滞在犬猫中都是良性发现，而左束支传导阻滞常与严重的潜在心脏病有关。

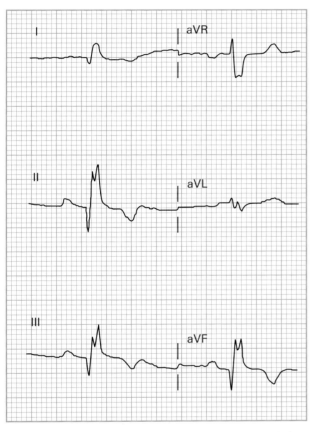

图 2.10　束支传导阻滞为犬的左束支传导阻滞，注意 P 波存在，QRS 波群变宽，MEA 正常

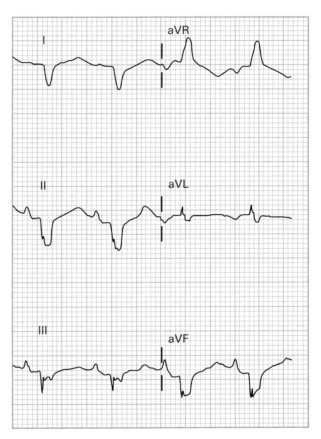

图 2.11　束支传导阻滞为猫的右束支传导阻滞，注意 I、II、III 和 aVF 导联中存在 P 波，深而宽的 S 波，以及 MEA 右移

第三章
心律失常的评估方法

心律失常是指心律与正常窦性心律之间的变化（太快、太慢或太不规则）。异位节律是由窦房结以外的其他来源引起的。有些心律失常是良性的，无明显临床症状，不需要治疗，而其他的心律失常是恶性的，有潜在的生命危险［例如，室性心动过速（VT）或室颤（VF）］，会导致如虚弱、嗜睡、晕厥或猝死等临床症状。

尽管可能通过听诊（如房颤、高级房室传导阻滞）和体格检查提示特异性诊断，但确诊仍需要心电图。

节律诊断的系统性方法

提问如下。

● 心率是快还是慢（心动过速还是心动过缓）？

● 节律是规则的还是不规则的？如果不规则，心率是慢、快，还是有早搏？

● 有P波吗？是否正常（直立于 II 导联，即节律是否为窦性节律）（图3.1）？

● 是否每个QRS波群之前都有一个P波？是否每个P波之后都有QRS波群？

● QRS波群是正常还是异常（传导正常还是

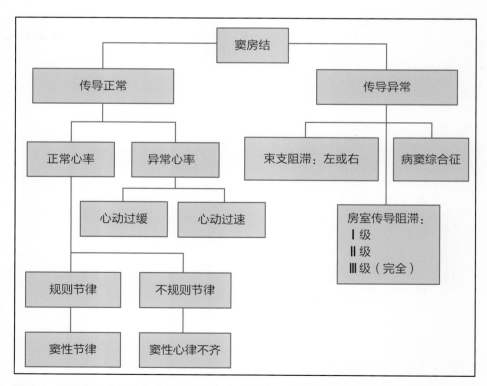

图 3.1　窦性节律分析示意（P波必须存在才能认为是窦性节律）

异常）？

如何区分室上性心律失常和室性心律失常？

1. 室上性心律失常的一般标准（图 3.2）

- 异位节律表现为一个狭窄的 QRS 波群。
- 异位 QRS 波群和窦性起搏 QRS 波群的形态

相似。

- P 波通常与异位 QRS 波群相关［除非心率足够快到使 P 波藏在前一个 T 波内，或者存在房颤（AF）或心房扑动（AFL）］。
- 异位起搏的 P 波可能与窦性 P 波形态不同。

2. 室性心律失常的一般标准（图 3.3）

- 宽的 QRS 波群。

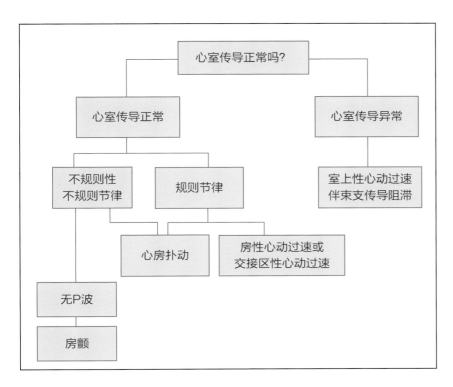

图 3.2　室上性心律失常节律分析

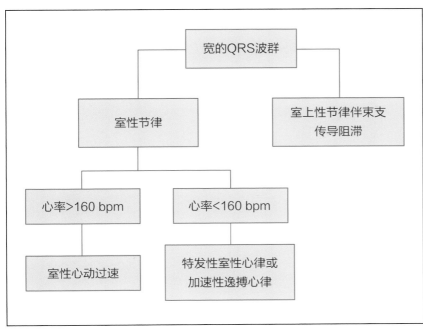

图 3.3　室性心动过速（宽的 QRS 波群）节律分析

19

- 异位 QRS 波群和窦性起搏 QRS 波群的形态不同。
- P 波与异位 QRS 波群无关。
- 如果存在融合波，就支持了室性异位复合波的诊断。

室上性心律失常

室上性心律失常（SVA）起源于窦房结、心房组织和房室交界处（或房室结）。SVA 包括各种各样的心房、房室交界处和房室结心动过速。SVA 必须与窦性心动过速相鉴别。窦性心动过速通常是生理现象，可由多种情况引起，包括发热状态、贫血、心力衰竭、肾上腺素能药物治疗和焦虑。

特异性室上性心律失常及心电图标准

房颤

心颤是由同时使心房去极化的多重心房脉冲刺激房室结引起的。在房颤期间，心房激活速度很快，每分钟可以超过 500 次去极化。房室结的不应期不允许所有这些脉冲到达心室，防止心率超过 250 ~ 300 bpm。这可以保护心室不因房颤而发生室颤。引发和维持房颤的电生理机制包括异常的自律性和再入性。

心电图标准如下（图 3.4）。

- P 波不存在。
- 心房活动由不同振幅的纤颤波（f）表示。
- 室性心律不规则。
- 在非常快的心率下，节律可能会显得更有规律。

在小动物中，房颤的大多数病例与严重的潜在心脏病有关。在大型犬中，房颤可以自主发生，在没有明确心脏病的情况下，通常使用术语特发性房颤。

心房扑动

心房扑动是一种折返性心动过速，通常起源于右心房。它利用右心房的解剖结构来维持一个持续去极化的宏观折返环路。它也可以在左心房开始和持续。心房扑动的持续发生是由于不同的不应期心房组织。同房颤一样，房室结控制心室反应率。

心电图标准如下（图 3.5）。

- 尽可能快的心室率。
- 基线的锯齿状波动。
- 心房（f 波）率通常 > 300 bpm。
- RR 间期的频率和规律性是可变的（取决于

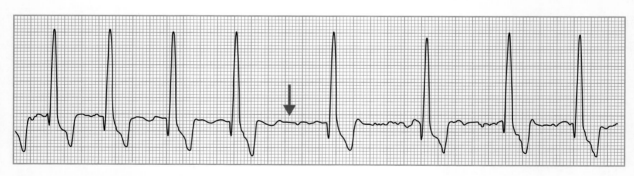

图 3.4　犬，Ⅱ 导联，50 mm/s 显示房颤和 f 波（箭头）

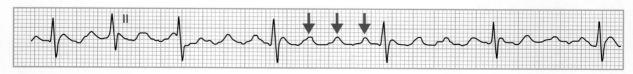

图 3.5　犬，Ⅱ 导联，50 mm/s 显示心房扑动和 Fl 波（箭头）

房室传导）。通常观察到 2：1 或 3：1 的传导模式。

局灶性（异位性）房性心动过速

局灶性房性心动过速（FAT）是位于心房的局部区域（窦房结或房室结以外）自身发展出快速放电的能力。根据起搏位置的不同，体表心电图上观察到的 P 波形态也不同。有时，可发生多灶性房性心动过速，在这种情况下，P 波的形态随心房起搏点的移动而变化。引发和维持 FAT 的电生理机制包括异常的自律性、折返通路和触发性电活动。

心电图标准如下（图 3.6）。

● 正常 P 波或形态不同于窦性 P 波的异常 P 波。

● 可能有一个"热身"期，在心动过速激发后心率逐渐加速。

● 心房率一般 >180 bpm。

● 室性心律可能不规律，是因为心房率太快导致不是每个房性节律都能传导至心室（生理性 II 级房室传导阻滞）。

房室折返性心动过速

房室折返性心动过速（AVRT）是一种广义上的折返性心律失常，其回路由房室结和隐匿性旁路（AP）组成，该旁路可以在心房和心室之间传导脉冲，通常是双向，从而绕过房室结和希氏束 – 浦肯野纤维系统。在典型的 AVRT 过程中，去极化从心房经房室结进入心室，再由心室逆行经 AP 返回心房。AP 可表现为双向通路电传导。如果在正常窦性心律期间，心室的早期激活（预激综合征）沿 AP 在房室传导，那么在心电图上就会出现一个 δ 波（QRS 波群起始升高时分界不清）。一些 AP 只能在逆向方向进行，因此不显示预激波形。

心电图标准如下。

● PR 间期短（如果脉冲经 AP 从心房传到心室）。

● δ 波（如果脉冲经 AP 从心房传到心室）。

● 在典型的 AVRT 中，QRS 波群通常较窄，P 波逆行（在 II 导联和 III 导联逆行）可能见于早期 T 波。

● 心房与心室的一对一关联通常在 AVRT 中出现，因为心房和心室都是心律失常折返回路的组成部分。

缓慢型心律失常和传导异常

窦性心动过缓

窦性心动过缓（SB）是一种窦性心律，其窦房结放电率较低（清醒患犬的窦房结放电率 <50 bpm）。睡眠时 SB 值为 45 ~ 60 bpm 是正常的。然而，如果在兴奋或运动时 SB 持续存在，这可能是窦房结疾病。

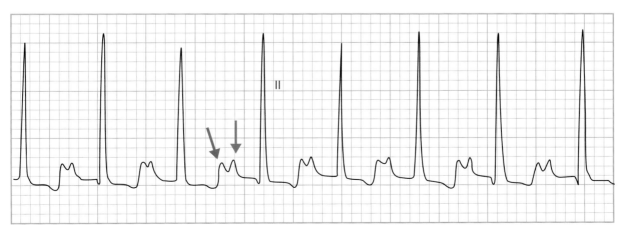

图 3.6 犬，II 导联，25 mm/s 显示局灶性房性心动过速（蓝色箭头指示 T 波，红色箭头指示 P 波）

心电图标准如下（图 3.7）。

● 在后肢导联（Ⅱ、Ⅲ、aVF）是 P 波正向，QRS 波群正常的窦性心律，除非同时存在传导异常。

● 窦房结放电率缓慢。

● 可出现逸搏（交界性或室性）。

病窦综合征

病窦综合征（SSS）是一组疾病过程，表现为自发性窦房结放电慢于正常（原发性 SB），或间歇性缺失（窦房结停搏或窦性传导阻滞）。其特点是心房率不适合患病动物活动。辅助起搏的组织（房室结和浦肯野纤维）也通常异常，导致逸搏心律不足，这样可能发生完全心脏停搏（暂停），通常持续数秒。与 SSS 相关的临床症状可能包括晕厥或间歇性虚弱。一些患病动物出现室上性心动过速并发心动过缓或窦性停搏。

心电图标准如下（图 3.8）。

● 心电图显示窦房结和逸搏的一系列心律失常表现。

● 阵发性心动过缓或窦性骤停，随后发生室上性心动过速。

● 也可能出现房室传导阻滞。

● 由于心律失常的间歇发作，24 h 动态心电图（Holter）监测通常是必要的，以明确诊断此类情况。

心房静止

心房静止是缺乏心房去极化的心电图表现，即心电图上没有 P 波。原因包括高钾血症、洋地黄中毒和原发性心房心肌病。

心电图标准如下（图 3.9）。

● 无 P 波。

● 常出现缓慢的房室交界性或室性逸搏。

● 如果与高钾血症相关，T 波可能很高，QRS 波群形态可能宽且怪异。

房室传导异常（房室传导阻滞）

房室传导阻滞是心房和心室之间经房室结不完全的、间歇的或完全失败的传导。房室传导阻滞

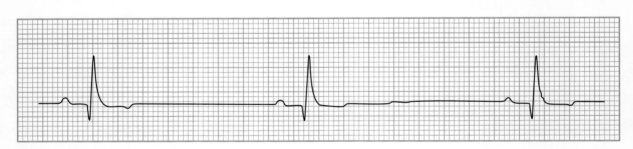

图 3.7　犬，aVF 导联，50 mm/s 显示窦性心动过缓，心率 65 bpm

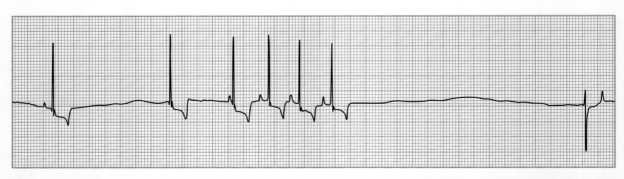

图 3.8　犬，Ⅱ导联，25 mm/s 显示病窦综合征，阵发性窦性停搏和房室交界性逸搏（左起第 2 个节律）以及室性逸搏（右侧最后 1 个节律）

有以下三种类型。

● I 级房室传导阻滞（图 3.10）定义为经房室结传导时间延长，导致 PR 间期 >0.13 s（犬）和 >0.09 s（猫），正常 P 波和 QRS 波群比例为 1：1。

● II 级房室传导阻滞（图 3.11）是一种传导障碍，其中一些心房脉冲没有传导到心室。有正常 P 波和 QRS 波群，但间歇性地出现 P 波后没有 QRS 波群（阻滞 P 波）。II 级房室传导阻滞可分为以下两种类型。

a. 莫氏 I 型（文氏型）房室传导阻滞：PR 间期逐渐延长，直至经房室结传导失败，因

此 P 波后无 QRS 波群（漏搏）。

b. 莫氏 II 型房室传导阻滞：PR 间期在漏搏发生之前通常是固定的。其被认为是一种更严重的传导阻滞形式，发生在希氏束较远端的位置，因此可能发展为心脏完全传导阻滞。

● 在 III 级（完全）房室传导阻滞（图 3.12）中，没有 P 波能通过房室结，因此房室活动完全独立（房室分离）。心房率比心室率快。逸搏起源于交界处或心室。

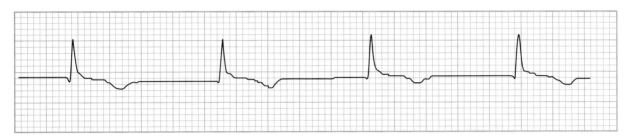

图 3.9　猫，aVL 导联，50 mm/s，显示心房静止

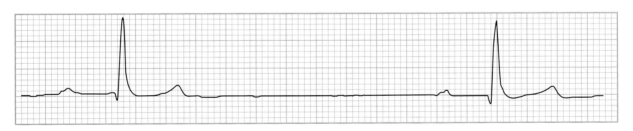

图 3.10　犬，II 导联，50 mm/s 显示 I 级房室传导阻滞，PR 间期为 0.16 s

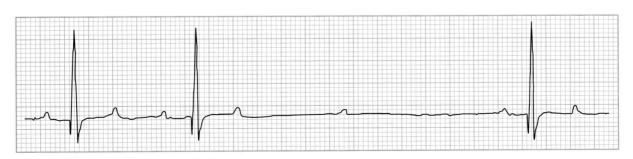

图 3.11　犬，II 导联，50 mm/s 显示 II 级房室传导阻滞，在所取节段的中间可见一个被阻滞的 P 波

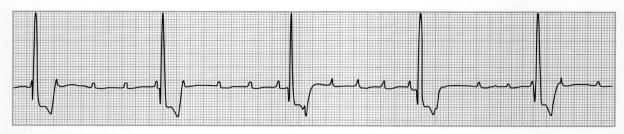

图 3.12　犬，Ⅱ导联，25 mm/s 显示Ⅲ级房室传导阻滞

室性心律失常

室性心律失常是起源于心室任何位置的自发性异常去极化。3 个或 3 个以上连续的室性早搏（VPC）称为室性心动过速。室性心律失常的描述通常包括所有 VPC 的形态是否相似（单型的）或不同（多型的），是以单一的 VPC，两个连续的 VPC（联），还是三个连续或更多的 VPC（室性心动过速）出现。此外，室性心动过速的持续时间通常被描述为 <30 s（非持续性）或 >30 s（持续性）。品种特异性室性心律失常通常发生在拳师犬、杜宾犬和德国牧羊犬中。一种鉴别表现为宽QRS 波群的复杂心律失常分析算法（图 3.3）。

心电图标准如下（图 3.13、图 3.14）。

●与正常窦性 QRS 波群相比，QRS 波群宽且怪异。

●无相关 P 波。

●室性心率与 P 波速率相似（房室分离）或大于 P 波速率（室性心动过速）。

●常出现融合波。

室颤

室颤是一种不规则的、混乱的心律，其间缺乏有组织的心室收缩。室性心律失常是一种致命的心律失常，因为它从不自我终止，且心输出量极低甚至完全没有。电击除颤是唯一可行的治疗方法。

心电图标准如下（图 3.15）。

●振幅变化混乱和不规则偏转。

●没有可分辨的 P 波、QRS 波群或 T 波。

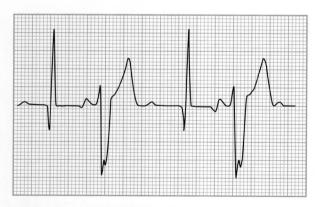

图 3.13　犬，Ⅱ导联，50 mm/s 显示室性早搏

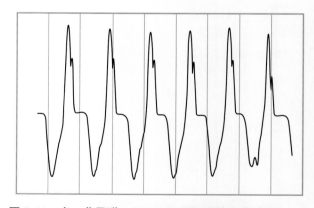

图 3.14　犬，Ⅱ导联，50 mm/s 显示室性心动过速

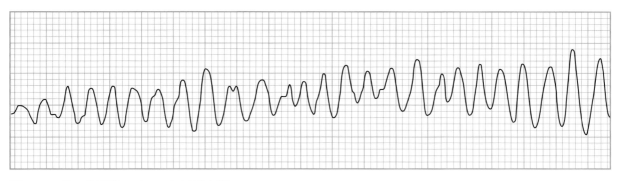

图 3.15　犬，Ⅱ导联，50 mm/s 显示室颤

第四章

心律失常的治疗

是否治疗及如何治疗心律失常取决于多种因素，如虚脱病史、心律失常期间的心率、潜在心脏病的病因和严重程度、受影响的犬种（最常见受影响的品种倾向性；遗传性室性心动过速的异常情况，专栏4.1），以及各种可能导致心律失常的系统性疾病的存在。

心律失常的治疗必须在有心电图（ECG）的情况下进行，以提供对心律失常性质的明确诊断。仅通过听诊，一些室性心律失常可能与室上性心律失常相混淆，如房性心动过速或房颤，而其治疗方案完全不同。由于许多心律失常是间歇性的，可能不会被住院期间短时间的心电图记录下来，因此有时需要进行长期的心电图记录，如24 h动态心电图（Holter）监测，以确定明确的诊断（动态心电图监测参见第5章）。治疗后24 h动态心电图记录对于评估药物疗效非常有用，也可以用于监测药物毒性，如药物致心律失常（室性心律失常恶化）或药物过量，如心动过缓或继发于高级房室传导阻滞的心脏停搏。如果停搏只发生于睡眠或休息期间，通常不容易被发现。

除了药物治疗，介入技术（如射频消融术）是某些室上性心律失常（心房扑动和房室折返性心动过速）的潜在有效治愈方法，但仅可以在某些特定的兽医专科诊所进行。

猫的心律失常通常与潜在的心脏病有关，如HCM或RCM，其中心源性猝死被认为与复杂心律失常的存在相关。心律失常也可能继发于系统性疾病，如甲状腺功能亢进、电解质失衡（即高钾血症）、猫主动脉血栓、贫血、肿瘤或药物反应，在这些情况下，治疗应以纠正或管理原发疾病为目标。任何品种、年龄或性别的猫都可能患有心律失常，但缅因猫易患HCM，因此常有心律失常的报道。HCM患猫的动态心电图记录中最常见的是单发性室性早搏和房性早搏，但同时伴有持续性室性心动过速和室上性心动过速的复杂心律失常也有报道，而健康猫很少出现异位起搏。有时猫会被诊断为房颤。通常这些猫都患有严重的潜在心脏病，伴心房显著扩张。

猫心律失常的临床症状通常很难识别，嗜睡或晕厥是心律失常最可能的提示。应该仔细评估充血性心力衰竭、主动脉血栓或甲状腺功能亢进的症状，心律失常可能是原发疾病的结果，这个群体是最容易猝死的。由于猫对佩戴Holter设备的耐受性差，大多数心律失常只能通过心电图来监测。

抗心律失常药物的作用机制

抗心律失常药物由于其特殊的电生理特性，主要针对心脏的两个区域如下。

1. 窦房（SA）结和房室（AV）结组织

这些组织的去极化是由钙通道驱动的，对自主神经张力很敏感。治疗由窦房结和房室结组织引起的心律失常，主要使用钙通道阻滞剂（CCB）和 β - 受体阻滞剂（BB）。治疗心律失常最常用的CCB是地尔硫卓（可经口或静脉给予）。阿替洛尔和艾司洛尔（仅静脉给予）是最常见的 β_1 - 受体

专栏 4.1　品种特异性心律失常

品种	遗传学	心电图特点	备注
拳师犬	● ARVC 是一种常染色体显性遗传，成年发病 ● 一些拳师犬在纹状蛋白基因有一个突变，具有不完全外显率	● 常见 VPC 和 VT ● VPC 典型的 QRS 波群形态学特征是左束支传导阻滞模式（即 II 导联、III 导联和 aVF 导联中的 QRS 波群主要为正向） ● 部分犬可能因窦性停搏或窦性心动过缓表现为与心动过缓相关的晕厥	● 纹状蛋白基因突变的拳师犬表现不同的临床症状，且在拳师犬中可能有不止一种 ARVC 基因突变 ● 纹状蛋白是一种桥粒蛋白（支架蛋白），位于心肌细胞的间盘区。DNA 测试可检测 ● 纯合子的犬更有可能存在临床症状，故不应应用于繁殖 ● 晕厥是最常见的症状 ● 通常在 4～6 岁发病，心律失常的严重程度常随时间推移而增加
英国斗牛犬	● 遗传性 ARVC ● 遗传基因模式尚未确定	● 与拳师犬的 ARVC 类似 ● 13% 的患犬出现 VT 和猝死	● 雄性与雌性的发病率为 2.9：1 ● 与拳师犬不同，大多数英国斗牛犬在发现心律失常时即存在 CHF 的表现 ● 出现心律失常的平均年龄为 9.2 岁
杜宾犬	● 杜宾犬室性心律失常所致的扩张型心肌病（DCM）是常染色体显性遗传，成年发病 ● 至少涉及 2 个基因突变，一个是丙酮酸脱氢酶激酶 4（PDK4），它与线粒体改变相关；DM2 是一种肌动蛋白异常	● 常见 VPC 和 VT ● VPC 典型的 QRS 波群形态学特征是右束支传导阻滞模式（即 II 导联、III 导联和 aVF 导联中的 QRS 波群主要为负向） ● VPC 和 VT 可能是单一形态或多种形态的 ● Holter 记录结果显示 ≥1 VPC / h，或 ≥50 VPC / 24 h，或 ≥1 次二联律或三联律 / 24 h，高度提示 DCM	● 基因突变的杜宾犬临床表现不同，并很可能有一个以上的 DCM 突变位点 ● 30%～50% 的患犬发生猝死，推测是由 VT 导致室颤引起的
英国史宾格猎犬	● KCNQ1 基因突变（Ware et al., 2015）	● QT 持续时间延长 ● QT 间期 >260～270 ms；QTc >304～314 ms ● T 波双向	● 钾通道复极化异常 ● 猝死风险

续

品种	遗传学	心电图特点	备注
德国牧羊犬	●遗传性 VT ●多基因遗传，是主基因的修饰基因出现异常所致	●ECG 表现多样，从少量 VPCs 到持续和快速多形态 VT	●没有可识别的明显异常；发病与离子通道相关，导致复极化异常 ●12～16 周出现室性心律失常，在 24～30 周心律失常发作频率增加，严重程度持续加重 ●8 月龄之后，心律失常的情况稳定或开始减轻 ●猝死风险与心律失常的严重程度相关
罗得西亚脊背犬（Meurs et al., 2016）	●室性心律失常以常染色体隐性遗传方式遗传，与影响线粒体功能的 QIL1 基因突变有关	●VPC 和 VT ●在某些犬中，可见房性早搏和 II 级房室传导阻滞 ●QT 间期未见延长	●患犬无临床症状。然而，在 1 岁之前可能发生猝死 ●没有可识别的明显异常

选择性 BB，用于抗心律失常。地高辛具有轻度仿迷走神经作用，可间接延长房室结传导时间，然而，它的抗心律失常作用主要局限于房颤（AF）的治疗。

2. 心房或心室心肌

这些组织的去极化是钠通道驱动的，复极化主要涉及钾通道。为了治疗源自心房和心室心肌的心律失常，钠通道阻滞剂、钾通道阻滞剂或它们的组合经常与 BB 联合使用。通常用于治疗犬心律失常的钠通道阻滞剂是利多卡因（仅静脉注射）、美西律，以及很少使用的普鲁卡因胺。最重要的钾通道阻滞剂是索他洛尔，它也具有 BB 的特性。胺碘酮主要作为一种钾通道阻滞剂，但也有有效的钠通道阻滞剂及一些 CCB 和 BB 活性，偶尔用于治疗特别难以控制的心律失常。

心律失常的治疗

室上性心律失常的治疗

室上性心律失常（SVA）包括起源于窦房结、心房组织和房室交界处的节律。生理性窦性心动过速必须与 SVA 相鉴别，通常由系统性疾病状态引起，包括发热、贫血、心力衰竭、服用肾上腺素能药物或焦虑和疼痛。因此，改善原发病因可以使心率正常化。

如何治疗及何时治疗室上性心律失常的决定要基于临床症状和发作频率，如昏厥或并发充血性心力衰竭。在获得 24 h 动态心电图记录之前，可能需要静脉给予药物进行紧急处理。地尔硫卓和艾司洛尔均为静脉注射剂型，可紧急治疗非常快速的室上性心律失常。室上性心律失常治疗常用药物见表 4.1。

房颤

房颤的治疗在很大程度上取决于心率（即心室反应率）。用抗心律失常药物将房颤转化为窦性心律在犬中很少实现，在猫中甚至从未尝试。在大多数情况下，通过使用地尔硫卓和（或）地高辛减缓房室结传导降低心室率是首要目标（表4.1）。适用于临床症状不稳定的患犬［如明显虚弱、晕厥或充血性心力衰竭（CHF）］和（或）心率 >250 bpm，通常采用静脉注射地尔硫卓快速减缓心室反应，随后匀速输注，最后从滴注改为口服药物。

临床症状稳定的房颤患犬，可开始口服地尔硫卓和地高辛。地尔硫卓长效缓释剂（Dilacor-XR）具有每天给药 2 次的优势，而地尔硫卓普通缓释剂则需要每天给药 3 次。对心率的影响通常发生在口服给药的几小时内。当按推荐剂量给予地尔硫卓时，只对收缩功能有轻微影响。地尔硫卓常与地高辛合用。也可以使用阿替洛尔，但因其可能降低收缩功能，尤其是对于收缩功能障碍或心力衰竭的犬，所以初始剂量应相对较低，然后根据需要逐步加量。慢性房颤治疗的心电图目标是治疗后 Holter 记录的 24 h 平均心率 <125 bpm。Dilacor-XR 作为单药疗法尝试控制猫 AF 的发生率（药物剂量见表 4.1）。由于生物利用度差，猫比犬的口服剂量高得多。

患有房颤但几乎没有原发性心脏病（通常被称为原发性或特发性房颤）的犬可以在麻醉状态下将房颤复律为窦性心律。

心脏复律是指同步向心脏发送电击，一次使大部分心肌去极化，致心肌暂时不能兴奋，使房颤中断，从而促进窦性心律的恢复。冲击传导必须与 QRS 波群同时发生（即同步化），避免在易受影响的 T 波段传导，因为这样可能会诱发室颤。心脏复律装置必须与提供的心电导联一起使用以具备同步功能（SYNC）。最新的除颤器提供双相电击功能，与旧的单相电击器相比，其在较低的能量水平下提高了效力。

原发性 AF 患犬的心室反应率通常比原发性心脏病患犬更低，而且通常无症状。原发性 AF 患犬复律的一个好处就是避免了因原发性房颤引起的结构性或功能性心肌重构。无法预测 AF 复

表 4.1　室上性心律失常的治疗药物

药物名	使用剂量	使用方式	说明
盐酸地尔硫卓（Cardizem）[长效缓释剂（Dilacor-XR）]	犬：0.5～2 mg/kg，每天3次 Dilacor XR：2.5～4.5 mg/kg 猫：Dilacor XR30～60 mg/猫，每天1次或每天2次	犬：0.05～0.25 mg/kg，IV，之后CRI：2～6 µg/(kg·min) 猫：0.1～0.4 mg/kg，IV，1 min给完，之后CRI：2～6 µg/(kg·min)	静脉给药可能导致暂时性低血压和房室传导阻滞
地高辛	犬：0.0025～0.0035 mg/kg，每天2次（或0.11 mg/m², 每天2次） 猫：0.03125 mg/猫，隔天使用		每只犬每天一次，不要超过0.25 mg
普鲁卡因胺		犬：5～15 mg/kg，IV，缓慢给药，2 min给完 CRI：25～50 µg/(kg·min)	可降低收缩力
盐酸艾司洛尔		犬和猫：50～100 µg/kg，IV，重复给药至多至500 µg/kg CRI：逐步加量至起效，50～200 µg/(kg·min)	可降低收缩力；可与其他静脉给予的抗心律失常药联合使用；与普鲁卡因胺联合使用时需谨慎
阿替洛尔	犬：0.5～2 mg/kg，每天1次或每天2次 猫：6.25～12 mg/猫，每天1次或每天2次		逐步加量至起效；可降低收缩力
胺碘酮	犬：5～15 mg/kg，每天2次持续1～2周（起始剂量），之后6～15 mg/kg，每天1次（维持剂量）	犬：2 mg/kg，IV，缓慢给药，10 min给完 CRI：0.8 mg/(kg·h)持续6 h，之后0.4 mg/(kg·h)	可与阿替洛尔联合使用抑制室上性心动过速液体配方（水性）比聚山梨醇酯80/醇基配方的耐受性更好
索他洛尔	犬：1.5～2.5 mg/kg，每天2次 猫：10 mg/猫，每天2次		

注：CRI，恒速输注；IV，静脉注射。

律后的复发。预先使用胺碘酮或索他洛尔治疗可能提高心脏复律的成功机会。

心房扑动（AFL）

AFL 的治疗与 AF 类似，通常通过使用 CCB 或 BB（药物剂量见 AF 的治疗，表4.1）降低房室结的传导以控制心室率。在犬中使用抗心律失常药物，如钾通道阻滞剂（索他洛尔）将 AFL 复律为窦性节律几乎无法实现。射频消融术已在少部分患犬中成功完成。

局灶性（异位性）房性心动过速（FAT）

理想情况下，潜在作用原理是使用索他洛尔、胺碘酮或普鲁卡因胺（表4.1）抑制心房快速放电病灶。然而，与 AF 和 AFL 类似，CCB 或 BB 降低房室结传导以降低心室反应率，使用或者不用差异不大。地高辛通常对 FAT 的管理无效。

房室折返性心动过速（AVRT）

通常使用 CCB 或 BB 治疗 AVRT，尤其是存在晕厥、嗜睡或充血性心力衰竭的患病动物。通常静脉注射地尔硫卓或艾司洛尔管理急性期的持续心动过速患犬，之后调整为口服剂量。口服索他洛尔、普鲁卡因胺，或胺碘酮常被联合使用，以减缓心房、旁路和心室的传导。对于有药物难治性 AVRT 和临床症状的犬，应考虑射频消融术。

缓慢性心律失常的治疗

临床上通常需要治疗的缓慢性心律失常，包括窦房结功能障碍［如窦性心动过缓或病窦综合征（SSS）］、心房静止或房室结传导异常（如高级、Ⅱ级或Ⅲ级房室传导阻滞）。治疗缓慢性心律失常的常用药物见表4.2。

窦性心动过缓

窦性心动过缓除了由于正常的迷走神经张力所致外，还可能是由于传导系统疾病（即 SSS）或继发于潜在的系统性疾病（如艾迪森病）、电解质异常（如高钾血症）、药物毒性（如麻醉或 BB、CCB 过量），或者迷走神经兴奋性过高（如继发于胃肠道疾病或中枢神经系统疾病）。纠正基础疾病或停用药物可解决继发性窦性心动过缓。因

心动过缓发生晕厥的动物通常可能需要起搏器治疗，因为口服药物对于增加心率效果不佳。如果不能立即进行心脏起搏器治疗，可以尝试药物治疗。阿托品反应试验可以帮助确定患病动物是否会受益于这类药物管理。肌内注射或静脉注射给予阿托品之后，基础心率应在 5 ~ 10 min 内增加 50% ~ 100%（房室传导阻滞加重是正常的初始一过性反应）。对阿托品试验至少有部分反应的患病动物可能需要内科治疗窦性心动过缓。治疗方案包括迷走神经抑制剂（如溴丙胺太林）、拟交感神经抑制剂（如特布他林）或磷酸二酯酶抑制剂（如茶碱），药物剂量见表4.3。在没有临床症状的动物中，窦性心动过缓可在密切监测下"等待发作"。

病窦综合征

大多数患有 SSS 的犬临床症状从运动不耐受到嗜睡（这可能被主人低估并错误地归因于年龄增长）到频繁晕厥。如果临床症状是间歇性的，24 h 动态心电图记录通常是必要的，以明确临床

表 4.2　缓慢性心律失常的治疗药物

药物名	口服用药	静脉用药	说明
硫酸阿托品		犬和猫：0.02 ~ 0.04 mg/kg，IV 或 IM	可导致房室传导阻滞加重
溴丙胺太林	犬：0.25 ~ 5 mg/kg，每天 2 次或每天 3 次 猫：0.25 ~ 5 mg/kg 或 7.5 mg/ 猫，每天 2 次或每天 3 次		可导致瞳孔放大、便秘、口干、干燥性角膜结膜炎
特布他林	犬：1.25 ~ 5 mg/ 犬，每天 2 次或每天 3 次 猫：0.312 ~ 1.25 mg/ 猫，每天 2 次或每天 3 次		
茶碱	犬：10 ~ 20 mg/kg，每天 2 次 猫：15 ~ 25 mg/kg，每天 1 次		可导致坐立不安、焦虑、气喘、恶心、呕吐、腹泻、多饮多尿

注：IV，静脉注射；IM，肌内注射。

症状来源于 SSS。SSS 患犬伴晕厥或嗜睡通常需要起搏器治疗。对于没有晕厥或没有临床症状，或仅有轻微临床症状的动物，可以尝试观察等待或药物治疗（见窦性心动过缓的药物治疗）。

心房静止

心房静止的两种主要类型是：①因原发性心房肌疾病引起的持续性心房静止或"沉默的心房"；②继发于肾衰竭、膀胱破裂或艾迪森病等疾病的高钾血症引起的心房静止。如果心房肌疾病引起心房静止，则需要起搏器治疗。对于高钾血症继发心房静止，静脉输液，如生理盐水、含 2.5% 葡萄糖的一半浓度生理盐水或 5% 葡萄糖溶液，通过稀释和增加排泄降低血钾。液体疗法中的葡萄糖引起胰岛素分泌，促进钾离子进入细胞内。更激进的治疗包括静脉注射碳酸氢钠（1 ~ 2 mEq/kg，IV，缓慢静注，20 min 给完），使钾离子回到细胞内。也可通过缓慢静脉给予 0.5 U/kg 常规胰岛素，每单位胰岛素加 2 g 葡萄糖降钾。对于难治性高血钾患病动物，可非常缓慢地静脉给予葡萄糖酸钙（每千克体重给 0.5 ~ 1 mL 10% 葡萄糖酸钙溶液），同时监测心电图。

房室传导阻滞

在犬的完全（Ⅲ级）房室传导阻滞中，室性逸搏通常很规律，低于 40 bpm。在这类病例中，通常会观察到嗜睡或晕厥等临床症状。如果没有潜在的电解质异常，永久性起搏器是治疗此种缓慢性心律失常的唯一有效方法。在因 Ⅱ 级房室传导阻滞而出现临床症状的病例中，可以尝试对窦性心动过缓进行药物治疗，但患犬也可能需要植入起搏器。

完全房室传导阻滞也可发生在猫上，偶尔与甲状腺功能亢进有关。因室性逸搏节律相对较快（120 ~ 140 bpm），猫的完全房室传导阻滞可能有"低到正常"的心率，且无明显临床症状，但随着时间的推移（数月或数年）逸搏心律通常会趋于下降，且一旦心率低于 100 bpm，猫开始表现出嗜睡或晕厥，也可能因慢性心动过缓继发充血性心力衰竭。在此种情况下，同犬一样，心脏起搏器治疗是必要的。由于费用问题，大多数猫主人选择使用 β – 受体激动剂（特布他林）进行药物治疗，但效果非常有限。

室性心律失常（VA）

是否治疗 VA 既取决于血流动力学的结果（如低血压导致虚弱或晕厥），也取决于心律电传导的不稳定［即有可能退化为致死性室颤（VF）］。晕厥或虚弱通常是由室性心动过速（VT）引起的，而不是单个或成对的室性早搏（VPC）。VT 引起的低血压与 VT 的心率、持续时间及心肌收缩力相关。在大多数病例中，持续 VT 在 180 ~ 200 bpm 及以上与临床症状有关。VT 的心率也与发展为 VF 的电传导倾向有关，这在有严重潜在心脏病的情况下更有可能发生。

治疗可通过减慢 VT 心率、缩短 VT 持续时间，或在理想情况下完全消除 VT 来改善临床症状。然而，并没有特定的抗心律失常药物被证明可以预防 VA 引起的猝死。如果存在系统性疾病，纠正电解质（K+、Mg2+）和酸碱紊乱，改善贫血、低血容量或缺氧是很重要的。治疗室性心律失常的常用药物见表 4.3。

急性、致命性 VT 的治疗

存在 VT 和严重的全身低血压的犬猫可能导致虚弱或反复虚脱，需要立即静脉给药治疗，目标是转换为窦性心律或减慢 VT 心率。静脉给予钠通道阻滞剂，通常为利多卡因，是治疗持续 VT 的首选。如果利多卡因大剂量给药有效，则开始恒速输注。利多卡因超量的临床症状包括惊厥、抽搐、呕吐等，但由于药物的半衰期较短，副作用很快就会消失。利多卡因对猫的 VT 有效，但应谨慎使用，因为猫的癫痫发作阈值较低。利多卡因的抗心律失常作用在存在低血钾时减弱。其他利多卡因的替代治疗包括静脉缓慢注射大剂量普鲁卡因胺，因其负性肌力作用可能引起呕吐或

表 4.3　室性心律失常的治疗药物

药物名	口服用药	静脉用药	说明
利多卡因		犬：2 mg/kg，IV，最多重复给药 4 次 CRI：30 ~ 75 μg/（kg·min） 猫：0.25 ~ 2 mg/kg，IV，缓慢给药 CRI：10 ~ 40 μg/（kg·min）	猫的癫痫发作阈值较低
普鲁卡因胺		犬：5 ~ 15 mg/kg，IV，缓慢给药，2 min 给完 CRI：25 ~ 50 μg/（kg·min）	可降低收缩力
胺碘酮	犬：5 ~ 15 mg/kg，每天 2 次持续 1 ~ 2 周（起始剂量），之后 6 ~ 15 mg/kg，每天 1 次（维持剂量）	犬：2 mg/kg，IV，缓慢给药，10 min 给完 CRI：0.8 mg/（kg·h）持续 6 h，之后 0.4 mg/（kg·h）	可与阿替洛尔联合使用治疗顽固性室性心动过速；液体配方（水性）比聚山梨醇酯 80 ／醇基配方的耐受性更好
盐酸艾司洛尔		犬和猫：50 ~ 100 μg/kg，IV，重复给药最多至 500 μg/kg CRI：逐步加量至起效；50 ~ 200 μg/（kg·min）	可降低收缩力；可与其他静脉给予的抗心律失常药物联合使用；与普鲁卡因胺联合使用时需谨慎
索他洛尔	犬：1.5 ~ 2.5 mg/kg，每天 2 次 猫：10 mg/猫，每天 2 次		可与美西律联合使用治疗顽固性室性心动过速；在静脉注射药物无效时有用，口服给药 2 ~ 3 h 起效
美西律	犬：4 ~ 8 mg/kg，每天 3 次		单药治疗无效
阿替洛尔	犬：0.5 ~ 2 mg/kg，每天 1 次或每天 2 次 猫：6.25 ~ 12 mg/猫，每天 1 次或每天 2 次		逐步加量至起效；可降低收缩力；可以与美西律联合使用治疗顽固性室性心动过速

注：CRI，恒速输注；IV，静脉注射。

低血压，之后再恒速输注。顽固性室性心动过速可以用抗心律失常药物的钾通道阻滞剂治疗，如静脉注射型水溶性盐酸胺碘酮（Nexterone）。胺碘酮大剂量静脉注射 10 min 以上，然后进行恒速输注。在顽固性室性心动过速的病例，补充镁离子（30 mg/kg 缓慢静脉注射）也可能有效。

可联合其他药物如 BB 增加抗心律失常作用。静脉注射艾司洛尔或普萘洛尔，因其具有负性肌力作用，应谨慎使用。口服索他洛尔同时使用或不同时静脉给药，可以帮助在 1 ~ 3 h 内将危险的 VT 转换为窦性心律。应该考虑索他洛尔 BB 成分的负性肌力作用。

顽固性室性心动过速，在患有心肌炎、心肌梗死或心肌肿瘤的犬有时可见，可能需要电复律，就像之前对房颤的描述一样。

因存在组织性心脏电活动和功能缺失，外周

注射药物进入心脏受影响，VF 不一定对抗心律失常药物治疗有反应。因此，电除颤是治疗室颤的首选方法。

如前所述，电复律或除颤需要患病动物被麻醉或无意识。将动物置于正位或侧卧位，在使用导电膏或凝胶后，将自粘除颤垫或手持式除颤拨片置于胸壁的对侧。不同的能量剂量取决于除颤器组件是双相的（0.5 ~ 3 J/kg）还是单相的（2 J/kg：体重 <7 kg；5 J/kg：体重为 8 ~ 40 kg；5 ~ 10 J/kg：体重 >40 kg）。如果第一次除颤未成功，之后的除颤需增加能量。

VT 的长期治疗

为了确定用于治疗 VA 的长期口服抗心律失常药物是否具有抗心律失常作用、作用是否不明显，或是否具有促心律失常作用，推荐使用动态心电图监测。在开始用药 7 ~ 10 d 后进行治疗动态心电图检查，评估患病动物 VA 的变化频率或严重程度，并确定目前治疗是否有任何促心律失常的影响。治疗目标是减少临床症状，比如晕厥的频率，与治疗前的 Holter 记录相比，可以使 VT 的发生和 VPC 的数量减少或消除超过 85%。如果 VA 计数和严重程度没有充分降低，应调整药物剂量或方案，并在 7 ~ 10 d 后复查 Holter。

索他洛尔是治疗犬猫 VA 最常用的口服抗心律失常药物，因为它能减少临床症状和降低副作用的发生率。收缩功能严重下降的犬可能需要从低剂量起始，并逐渐增量至起效，同时监测低输出量或充血性心力衰竭的迹象。在 VA 合并复极化异常或心动过缓加重的犬中，如患遗传室性心律失常的德国牧羊犬和心动过缓相关性晕厥的拳师犬，索他洛尔禁止作为初始治疗药物单独使用。对于使用索他洛尔无法控制的顽固性 VT，钠通道阻滞剂美西律可与索他洛尔联合使用。如果认为索他洛尔不足以管理或有促心律失常风险时，联合使用美西律和阿替洛尔也是患致心律失常性右心室心肌病（ARVC）的拳师犬控制 VT 的有效治疗方法。美西律可引起胃肠道副作用（厌食、呕吐或腹泻），也可能会存在主人的依从性问题，因为必须每天给药 3 次。在猫中，偶发的单个 VPC 以及不存在虚脱的临床症状，可以推荐阿替洛尔单独治疗。

对于顽固性 VT，尽管胺碘酮在犬中有严重副作用（如肝毒性、中性粒细胞减少、甲状腺功能障碍）报道，但仍推荐使用该药物。对于存在危及生命的 VT 和收缩力很差的患犬来说，这是一个可行的选择，因为它不影响收缩力。胺碘酮可与阿替洛尔合用，增强抗心律失常作用。前 3 个月需要每月监测 1 次肝酶、全血细胞计数和甲状腺功能，之后每 2 个月监测 1 次。普罗帕酮也偶尔用于治疗顽固性 VT，剂量为每次 5 ~ 8 mg/kg，每天 3 次，但其对犬的疗效目前未经证实。关于胺碘酮或普罗帕酮用于治疗心律失常患猫，尚无已发表的有效研究。

参考文献

[1] Meurs KM, Weidman JA, Rosenthal SL, Lahmers KK, Friedenberg SG. Ventricular arrhythmias in Rhodesian Ridgebacks with a family history of sudden death and results of a pedigree analysis for potential inheritance patterns. *J Am Vet Med Assoc* 2016, 248, 1135–1138.

[2] Ware WA, Reina-Doreste Y, Stern JA, Meurs KM. Sudden death associated with QT interval prolongation and KCNQ1 gene mutation in a family of English Springer Spaniels. *J Vet Intern Med*. 2015, 29(2), 561–568. doi: 10.1111/jvim.12550. Epub 2015 Mar 16.

第五章
动态心电图监测

阵发性心律失常的诊断具有挑战性，通常需要动态心电图（Holter）监测。Holter 监测指患病动物在熟悉的家庭环境中进行正常活动时，在较长一段时间内记录心率和节律的动态心电图（ECG）。

Holter 监测是预测、诊断、筛查和管理心律失常的重要组成部分。即使根据住院 ECG 上偶尔出现的异常搏动来怀疑节律异常，Holter 监测也能对心律失常的总体频率和复杂性进行最佳评估，并为治疗监测提供重要指导。

Holter 监测适应证

- 有虚脱或运动不耐受病史——怀疑偶发性心律失常。
- 住院 ECG 诊断为阵发性心律失常的严重程度的定量分析。
- 药物疗效监测——如房颤患病动物室性心律失常的抑制或室性心率的控制。
- 筛查心脏病易发品种犬的心律失常。

用于监控连续心电图的设备

最常用的短期（24 ~ 48 h）连续监测设备是 Holter，在记录期间外穿固定设备的背心（图 5.1），可提供三导联心电图记录。对于患猫来说，它可能很笨重，而且当需要长期监测（偶发的心律失常）时，其作用有限。现代的数字系统设备非常小而轻（图 5.2、图 5.3、图 5.5 和图 5.6），并通过特殊设计的背心或夹克，以及胶布绷带固定在动物背上。

对于捕获偶发性心律失常，事件监测器（也被称为植入式循环记录仪）可能更有用。其可以连续地记录和覆盖一小段单导联心电图。皮下植入系统比 3A 电池还小（图 5.4），可监测长达 3 年。在镇静后安置于左侧胸壁下方，动物耐受良好，但不存储完整的心电图记录。有意义的发作片段的保存依赖于动物主人的手动激活（即在目睹虚脱发作之后）或自动激活。

Holter 监测器与循环记录仪的不同之处在于，整个记录期间的心电图都被存储起来，可用于评估异常的心率计数，以及最大、最小和平均心率。宠物主人可能会担心，如果他们的宠物在佩戴监测器时没有表现出虚弱或虚脱等临床症状，那么获取的记录可能无法诊断。理想情况是在虚脱发

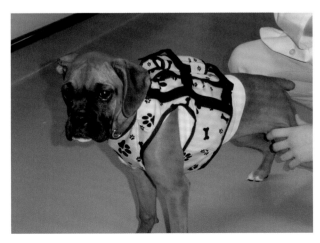

图 5.1 Holter 记录仪，用一件特别设计的背心固定在犬身上，监测器放在犬背上的袋子里

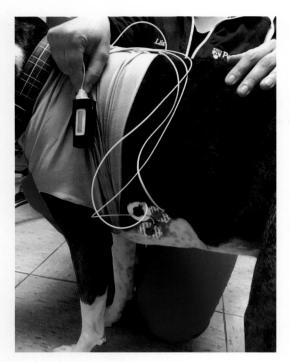

图 5.2　动态心电图系统用犬的衣服固定，衣服向前折叠以显示电极在左胸的位置，小监视器（Mortara Instruments）放置在犬背上的一个袋子中。在这个系统中，两个额外的电极同样被置在右胸上

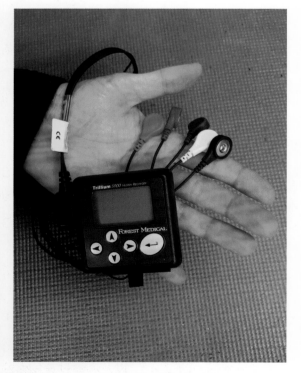

图 5.3　用于 24 ~ 48 h 记录的小型数字 Holter 装置（Forest Medical, LLC）

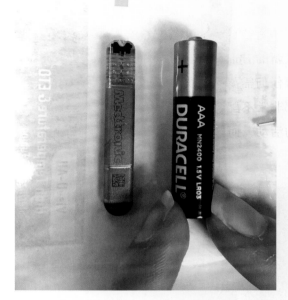

图 5.4　植入式循环记录仪（LINQ, Medtronic），植入左心前脉冲皮下，监测心电图长达 3 年

作期间记录心电图，但即使在记录过程中犬的心律失常未导致临床症状，在 24 ~ 48 h 的 ECG 数据中也可以收集到有用的信息。多导联记录通过应用三个或更多的电极贴片来完成，不太容易受到运动伪影的影响，并可改进对异常 P 波和 QRS 波群的检测。

Holter 监测器安置

　　安置电极贴片前的皮肤准备是获得诊断性 ECG 记录的关键。需要用尽可能短的刀片剃干净被毛，然后用酒精擦拭皮肤，去除油脂和改善皮肤干燥，以便使用黏性电极。有时贴片胶会用少量组织胶加固，以确保电极在记录期间保持在原位。然后连接所需数量的电极（不同导联系统从 3 ~ 7 个不等）。对于非常活跃的犬，一个小的 2.54 cm × 2.54 cm（2 in × 2 in）的弹性胶布也可以用于固定胸壁两侧的电极（图 5.5），以保持电极和贴片稳定地固定在胸部，然后用可穿戴的背心或犬"衬衫"覆盖整个设备和电线（图 5.6）。弹性材料通常比黏性绷带材料更舒适。

由于体型小，给猫安装 Holter 监护器并让它们像犬一样在家庭环境中进行正常活动是一项挑战。这可能导致对猫心律失常的诊断和治疗不足。最新的 Holter 设备更小、更轻，但大多数猫在穿着任何需要携带哪怕是小型设备的束缚外套时，都非常不配合。即使可以忍受，但可能会限制猫的活动，而这可能会降低记录的临床价值。作为

一种替代方法，Holter 监护器可以在住院过夜的猫上使用，在此期间，监测器可以放在猫笼子旁边。然而，这也不能记录它们在家庭环境中正常活动时的 ECG。由于这些原因，对猫进行 Holter 监测具有挑战性，因此很少进行。

动态心电图分析

有各种各样的公司可以解读动态心电图，使用专门的商业软件进行自动 ECG 分析，并辅以人工检查，以确保排除假象，准确识别 QRS 波群，并正确划分为窄 QRS 波群或宽 QRS 波群，归类为室上性心律失常或室性心律失常。

标准的 Holter 报告包括以下信息（图 5.7）。

●总心跳数（整个记录中 QRS 波群的数量）：每分钟的总心跳数（记录中的每分钟平均心率）可以根据时间图形化显示，以提供心率直方图（图 5.8）。这可以解释记录期间的心率趋势，并与犬的活动相关（如往返兽医诊所、锻炼、睡眠和醒来的时间等）。

●平均心率（24 ~ 48 h 内的平均心率）：在犬中，24 h 平均心率范围通常为 65 ~ 85 bpm。最大心率和最小心率通常以较短的时间为基准，范围平均从 8 s 到 1 min 不等。表 5.1 为犬动态心电图的正常心率。体重 5 kg 和 55 kg 的犬平均心率差异只有 10.5 bpm，不太可能有临床意义。

●诊断室性心律失常和室上性心律失常的心率异常计数：室性心律失常可通过宽的 QRS 波群来鉴别，而室上性搏动可通过其发生时间来确定。在窦性心律中，由于心室传导异常（如束支传导阻滞），需要人工检查自动分析的结果来识别宽的 QRS 波群。Holter 报告应提供异常搏动总数，量化是否存在复杂室性异位节律（如二联律、三联律或室性心动过速），以及心动过速发作的最大连续室性搏动次数和最大心率。在犬

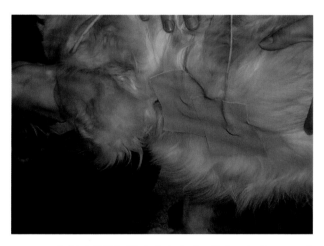

图 5.5　在剃毛并用酒精清洁皮肤后，将用于记录 24 h 动态心电图的电极贴片安置在犬的左侧胸壁。在用一件背心或外科网兜覆盖电极系统之前，将电极用小的弹性胶布粘在犬的胸壁

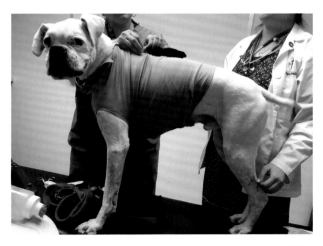

图 5.6　犬衬衫［"Surgi-Sox"（DogLeggs, LLC）］通过添加一个小袋来装监测器作为 Holter 背心，犬可以很好地耐受

心率计数

正常心率		室性心率		室上性心率		起搏心率	
计数	214 331	计数	21 684	计数	0	计数	0
占比	91%	占比	9%	占比	0%	占比	0%
最大心率计数	截至周五 17:00 9721	最大心率计数	截至周六 01:00 1829	最大心率计数	0	最大心率计数	0

事件发生率

心率（1 min 平均值）		心动过缓	0	心动过速	17 303
最大心率	截至周五 17:12 194 bpm	总计		总计	11 小时 6 分钟 45 秒，46.4%
平均心率	167 bpm	最长持续时间		最长发作持续时间	截至周六 03：26 53 次
最小心率	截至周六 06:13 128 bpm	最小心率		最大心率	截至周五 17：08 284 bpm
停搏	0				

室性心律失常		室上性心律失常	
VT	2，总数的 0.0%	AF	1 次
最长发作持续时间	截至周六 05:48 11 次	总共持续时间	23 小时 56 分钟 58 秒，100.0%
最大心率	截至周六 03:30 233 bpm	最大心率	截至周五 16:09 287 bpm
V 发作	0，总数的 0.0%	SVT	0
最长发作持续时间		最长发作持续时间	
最大心率		最大心率	
二联律	65，总数的 0.1%	SVE	0，总数的 0.0%
三联律	1，总数的 0.0%		
单发性 VE 事件	17 903，总数的 7.6%		

提示（检查原因）：

检查说明：

发现：

记录显示房颤和非常频繁的单发性和更复杂的室性异位搏动（VE），包括 1 次短暂的室性心动过速和 1 次加速性室性自主节律（软件均标记为室性心动过速）。24 h 平均心率为 167 bpm。

在虚脱发作（14：45—14：55）期间的记录，心律为房颤（心率为 165 ~ 180 bpm），以及主要以单次搏动形式出现的室性早搏。

图 5.7　一只房颤和室性心律失常患犬的 24 h Holter 报告

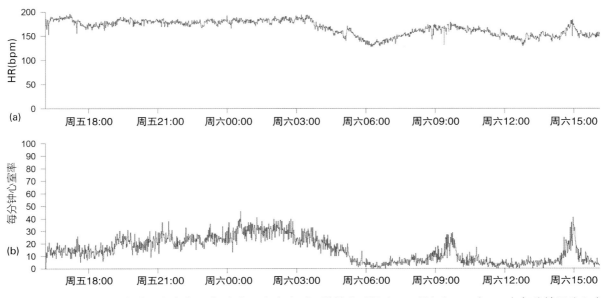

图 5.8　24 h 记录过程中的心率直方图（a）和心室率（b）：横轴为时间（24h 制）和 HR（bpm）每分钟平均心率（bpm）（a）

的低心率期间偶尔出现心室逸搏是正常的。除拳师犬外，正常犬每 24 h 最多可发生 50 次室性早搏。然而，即使室性早搏的总数在正常范围内，出现复杂的室性早搏如二联律、三联律或室性心动过速都是异常的。犬室性异位节律的频率和复杂性每天都有显著变化，这就是为什么有时会出现较长的记录周期（即 7 天或循环记录）。表 5.1 和表 5.2 列出了基于以往研究的犬正常动态心电图结果。

根据 24 h Holter 数据进行抗心律失常治疗评估

理想情况下，抗心律失常治疗的疗效应该通过比较治疗前和治疗后（开始药物治疗后 1 ～ 2 周）的 Holter 记录来评估。如果在住院 ECG 中观察到室性心动过速或非常频繁的晕厥，可能不需要在治疗前进行 Holter 检查，以避免延误开始治疗的时机。然而，缺乏治疗前的 Holter 数据，使得全面评估治疗反应变得困难。对比治疗前和治

表 5.1　犬正常 24 h 动态心电图结果

参数	24 h 动态心电图结果
心律	窦性和窦性心律失常
24 h 平均心率（HR）	66（52 ～ 86）bpm
24 h 最小心率	38（29 ～ 52）bpm
24 h 最大心率	171（130 ～ 240）bpm；运动／兴奋时可能发生暂时性窦性心动过速 >300 bpm
窦性停搏	静息时 4 ～ 6 s
逸搏	心率低时偶尔发生
Ⅱ级 AVB	心率低时极少发生
室性早搏	不常见，0 ～ 91（表 5.2）

注：AVB，房室传导阻滞。

疗后的 Holter 记录也可能揭示潜在的促心律失常药物效应，并用于评估治疗疗效。由于日常 VPC 数量的变化相当大，适当的治疗反应应使 VPC 数量减少至少 80%，并降低治疗后 Holter 记录上心律失常的复杂性。

表 5.2　正常犬室性早搏数量

品种	VPC/24 h
比格犬	<9
大型犬种	0 ~ 24
拳师犬	<91
杜宾犬	<50
萨路基猎犬	0 ~ 4

具体地说，在成年拳师犬或杜宾犬中发现频繁室性异位节律，如果没有其他可以导致室性心律失常的潜在系统性疾病或心脏病，即强烈提示诊断为致心律失常性右心室心肌病（ARVC）或扩张型心肌病，特别是在存在显著复杂的心律失常（二连发、三联律、二联律或室性心动过速）。

房颤慢性患犬的心率控制最好在家庭环境中使用 24 h Holter 进行评估，因为住院心电图往往会高估房颤患犬的心室率。住院和犬安装心电图采集器的压力引起的交感神经兴奋的心率与熟悉环境中 Holter 记录的 24 h 平均心率相比显著升高，使住院 ECG 在解释心律失常药物功效方面价值有限。

ECG 病例

ECG 病例 1：问题

ECG 1 记录自一只急性发作极度虚弱的 11 岁金毛寻回猎犬。

Ⅰ. ECG 1（50 mm/s；10 mm/mV）中有什么发现？

Ⅱ. 该心电图有什么临床意义？

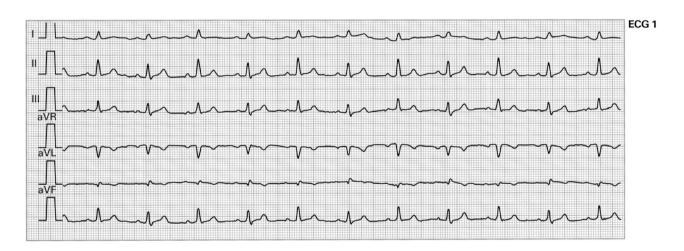

ECG 1

ECG 病例 1：回答

Ⅰ. ECG 1 显示为窦性心律，并且伴有低振幅 QRS 波群和电交替。

Ⅱ. ● 心率约为 145 bpm。P 波振幅正常。所有导联的 QRS 波群振幅均小于 1.0 mV，这在大型犬中不常见。每隔一个节律，R 波的高度就会略有不同，在 Ⅱ 导联和 aVF 导联中最容易识别该变化。QRS 波群振幅或结构随不同的节律呈现变化的现象称为电交替。

● 低振幅 QRS 波群和电交替最常见于心包积液。这些发现不是非常显著，但对于心包积液具有相当的特异性。心包积液对电信号的抑制降低了 QRS 波群振幅，而电交替的产生是由于心脏在充满液体的心包囊中摆动。

● 大量心包积液会影响心脏充盈，导致心源性休克（心包填塞），需要进行心包穿刺，通常还需要静脉输液。在该病例中，超声心动图证实了心包积液，可见一起源于右心房的肿块。该肿块很可能是血管肉瘤，通常在患有心包积液的老年大型犬身上诊断出来。

ECG 病例 2：问题

Ⅱ 导联 ECG 记录自一只 3 岁拉布拉多寻回猎犬。

Ⅰ. ECG 2（25 mm/s；20 mm/mV）中有什么发现？

Ⅱ. 该心电图有什么临床意义？

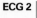
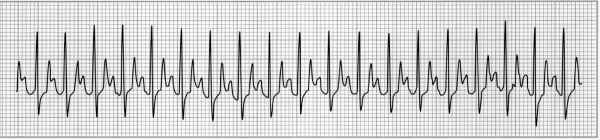

ECG 病例 2：回答

Ⅰ. ECG 2 显示 SVT 或窦性心动过速。

Ⅱ. ● 平均心率为 200 bpm。节律规律。

● 每个节拍都有一个 P 波（蓝色箭头）、QRS 波群（黑色箭头）和 T 波（绿色箭头）。

● 快速心率导致 P 波被前一个 T 波部分覆盖。

● QRS波群形态正常，提示室上性心动过速，可能是异位（SVT）或源于窦房结（窦性心动过速）。

● 有时很难区分这两种节律。SVT 的特点包括心动过速突然（阵发性）停止和突然发生、电交替（QRS 波群振幅的周期性变化）、P 波形态的改变，即使动物镇静或应激得以缓解的情况下，该心动过速依然持续存在，以及动物患有原发性心肌或瓣膜疾病。相反，窦性心动过速通常与心动过速的逐渐加速和逐渐减速有关，当患病动物应激减轻时，心动过速消失，基础心功能正常。

● 拉布拉多寻回猎犬特别容易发生 SVT，可能需要额外的诊断程序，如超声心动图或 24 h 动态心电图（Holter）监测，以及减缓心率的药物疗法（即 β – 受体阻滞剂、钙通道阻滞剂、地高辛）。

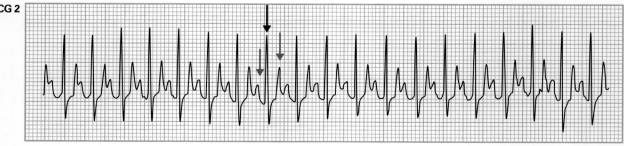

ECG 病例 3：问题

ECG 3 记录自一只 5 岁大丹犬。

Ⅰ. ECG 3（50 mm/s；10 mm/mV）中有什么发现？

Ⅱ. 该心电图有什么临床意义？

ECG 3

ECG 病例 3：回答

Ⅰ. ECG 3 显示窦性心动过速。

Ⅱ. ● 平均心率为 200 bpm，节律规律。每个节拍都有一个正常的 P 波、QRS 波群和 T 波。

  ● 窦性心动过速是由交感神经张力增加导致的，可以是对压力或运动的正常反应，也可继发于系统性疾病，如脓毒症、发热、低血容量、休克或心力衰竭。

  ● 窦性心动过速与 SVT 的区别在于，在兴奋或运动的情况下，窦性心动过速心率会因应激而逐渐加速和减速，且没有其他临床症状。

ECG 病例 4：问题

ECG 4 记录自一只在急救过程中出现急性昏迷的 9 岁雄性混种犬。

Ⅰ. ECG 4（50 mm/s；10 mm/mV）中有什么发现？

Ⅱ. 该心电图有什么临床意义？

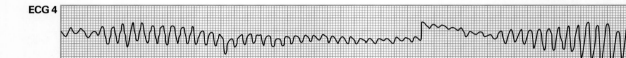

ECG 病例 4：回答

Ⅰ. ECG 4 显示一种特殊类型的多态性室性心动过速，被称为尖端扭转型室性心动过速。

Ⅱ. ● 该心电图有一种典型的错觉，即 QRS 波群围绕基线扭曲。心电图呈起伏状，QRS 波群振幅各不相同。尖端扭转型室性心动过速可以发展为 VF，如果不迅速除颤，可导致死亡。

● 这种危险的心律失常涉及多种病因，包括某些钠或钾通道阻滞性抗心律失常药物的不良反应，和（或）电解质或代谢紊乱（低钾血症、低钙血症、低镁血症、酸中毒）延长 QT 间期。QT 间期的 VPC 容易使患病动物出现 R-on-T 现象，即后一搏动的 R 波出现在前一搏动复极末期（T 波）的相对不应期，从而可能引发扭转型室性心动过速或纤颤。

● 对于这种心律失常，治疗方法是除去致病因素、注射硫酸镁和（或）体外电击除颤。

ECG 病例 5：问题

ECG 5 记录自一只患有心律失常的 5 岁纽芬兰犬。

Ⅰ. ECG 5（25 mm/s；10 mm/mV）中有什么发现??

Ⅱ. 该心电图有什么临床意义?

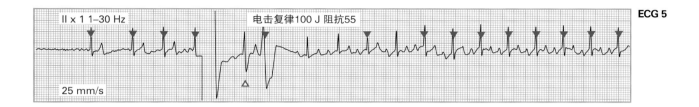

ECG 病例 5：回答

Ⅰ. ECG 5 显示使用心脏电复律使心律转变为窦性心律。

Ⅱ. ● 最初的四个波代表 AF，其心室率约为 60 bpm。AF 的诊断依据是没有明显 P 波，并且存在低振幅的 f 波，节律不规律，QRS 波群具有室上形态（见 ECG 病例 12 和 ECG 病例 29）。

● 由于没有原发性心脏病和明显相对减慢的心室率，所以诊断其为"单一"的 AF，并尝试使用电击复律使其转化为窦性心律。使用双相除颤器（蓝色和白色箭头）进行胸部电击。

● 指向 R 波的蓝色小箭头是同步标记，除颤电击不应通过 T 波传递，因为复极期是诱发 VF 的危险时期，为避免这种并发症，需除颤器检测 R 波并使除颤放电与 R 波的出现同步。

● 电击复律后，立即出现两次室性搏动（红色箭头），随后出现恢复正常的 P 波（紫色箭头）和 QRS 波群（绿色箭头）。

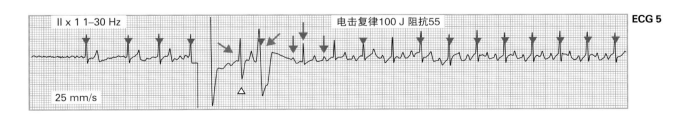

ECG 病例 6：问题

ECG 6 记录自一只患有心杂音的雄性去势金毛寻回猎犬。

Ⅰ. ECG 6（25 mm/s；5 mm/mV）中有什么发现？

Ⅱ. 该心电图有什么临床意义？

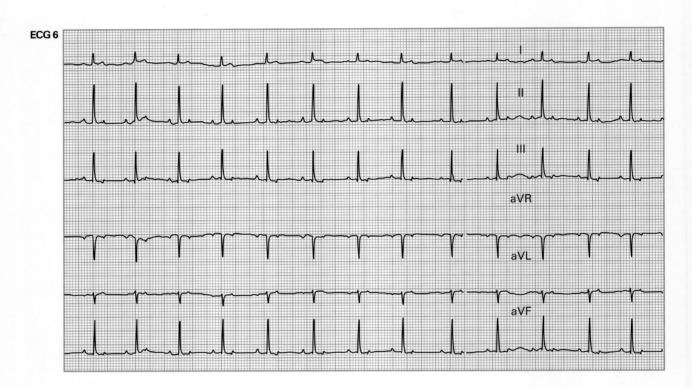

ECG 6

ECG 病例 6：回答

Ⅰ. ECG 6 显示窦性心律。

Ⅱ. ● 心率约为 94 bpm，节律规律，每个 QRS 波群前都存在 P 波，且每个 P 波后都跟随着 QRS 波群，P 波和 QRS 波群的振幅和持续时间都是正常的，QRS 波群的振幅为 2.6 mV。为了使每个导联的 QRS 波群能够贴合在纸上而不相互重叠，请注意把心电图灵敏度设置为正常（10 mm/mV）设置的一半（5 mm/mV）。MEA 正常。

● 窦性心律代表心脏去极化的正常顺序。犬窦性心律通常为 70~180 bpm。在大型犬中，上限通常为 140 bpm，在幼犬中，则为 220 bpm。

● 关键是 P–QRS–T 波的规律性、正常频率、顺序和形态。

ECG 病例 7：问题

ECG 7 记录自一只 2/6 级收缩期杂音的 9 岁雄性家养短毛猫。

Ⅰ. ECG 7（50 mm/s；10 mm/mV）中有什么发现？

Ⅱ. 该心电图有什么临床意义？

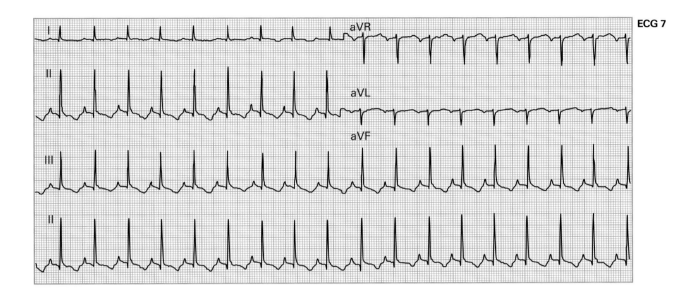

ECG 7

ECG 病例 7：回答

Ⅰ. ECG 7 显示窦性心律并且有左心室肥大的证据。

Ⅱ. ● 平均心率为 210 bpm。节律规律。

● Ⅱ导联 R 波振幅为 1.9 mV（正常 <0.9 mV），提示左心室肥大。与Ⅱ导联方位相似的Ⅲ肢体导联、aVF 导联也表现出与Ⅱ导联相似的 R 波振幅。

● 心肌病、罕见的甲状腺功能亢进或全身性高血压通常是引起左心室增大的原因。根据心电图的结果及心杂音的存在，可能有原发性心脏结构和功能的病变，因此需要进一步的诊断（如 X 线片或超声心动图）。

ECG 病例 8：问题

ECG 8 记录自一只因患有肾小球肾炎、进行性呼吸困难和心动过速而接受治疗的 9 岁柯利犬。

Ⅰ. ECG 8（50 mm/s；10 mm/mV）中有什么发现？

Ⅱ. 该心电图有什么临床意义？

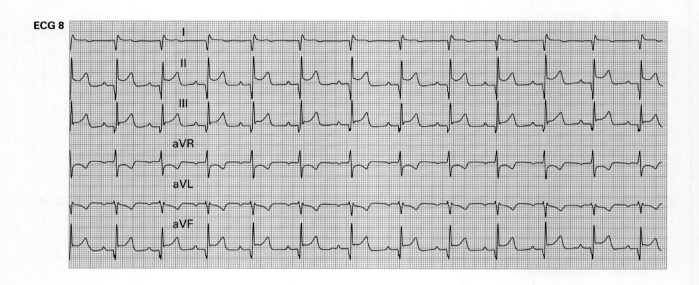

ECG 病例 8：回答

Ⅰ. ECG 8 显示为 ST 段抬高的窦性心律。

Ⅱ. ● 心率为 150 bpm。Ⅱ、Ⅲ和 aVF 导联中 ST 段明显抬高（箭头），aVR 导联的 ST 段压低。Q 波在Ⅱ、Ⅲ和 aVF 导联上呈锯齿状。

● 犬猫的心肌缺氧／缺血继发 ST 段抬高或压低。在人中，通常可根据心电图 ST 段的变化来推断最新心肌梗死的离散位置。心电图 ST 段改变的机制很复杂。心肌的缺氧状态导致细胞内三磷酸腺苷（ATP）浓度降低，从而降低依赖 ATP 的离子转运系统的活性。这些系统在细胞膜静息电位的维持和动作电位的传播中起着重要的作用。在心肌缺氧的情况下，相邻的心肌区域会有不同的电特性，微弱的电流（损伤电流）从去极化的缺血区流向更正常的区域，导致心电图 ST 段抬高或压低。

● 在该病例中，继发于肾小球肾炎的肺血栓栓塞和抗凝血酶Ⅲ丢失导致严重的低氧血症。

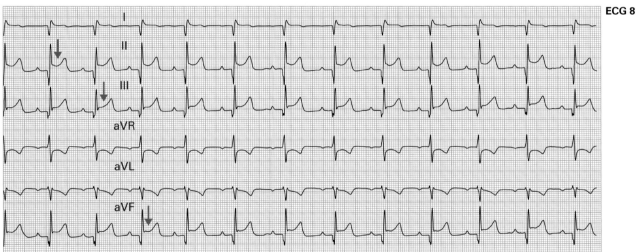

ECG 8

ECG 病例 9：问题

ECG 9 记录自一只进行年度疫苗接种的 8 岁拉萨阿普索犬，听诊发现该犬患有心律失常。

Ⅰ. ECG 9（50 mm/s；10 mm/mV）中有什么发现？

Ⅱ. 该心电图有什么临床意义？

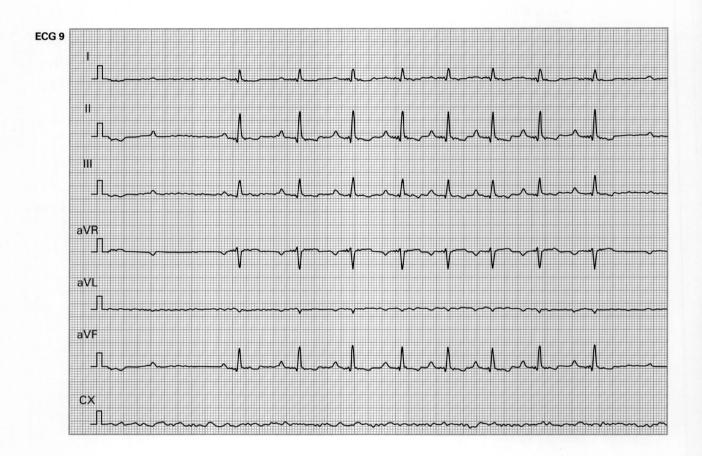

ECG 病例 9：回答

Ⅰ. ECG 9 显示为Ⅱ级房室传导阻滞。

Ⅱ. ● 有一些 P 波后面没有 QRS 波群（无尾箭头）。这是莫氏Ⅰ型（文氏型）房室传导阻滞的一个例子，其中 PR 间期在 P 波被阻滞之前逐渐延长。箭头指示 PR 间期，可见窦性搏动节律末尾处 PR 间期比在起始处更长。

● Ⅱ级房室传导阻滞可能是静息迷走神经张力高，房室结变性或浸润，感染性或炎症性疾病导致的。在迷走神经张力高和心率减慢的患病动物中，文氏型Ⅱ级房室传导阻滞偶尔可以作为一种生理现象。在该病例中，潜在心率相对较高，为 150 bpm，这表明迷走神经张力不是主要原因，很可能是由房室结的原发性疾病引起的。在罕见的房室传导阻滞病例中，没有观察到临床症状，也没有治疗的指标。在房室传导阻滞频繁出现并导致心动过缓的情况下，可能会导致晕厥或虚弱。

● 可尝试阿托品（0.04 mg/kg）静脉注射或皮下注射，解决房室传导阻滞。房室传导阻滞消退不完全提示存在原发性房室结损伤或疾病。

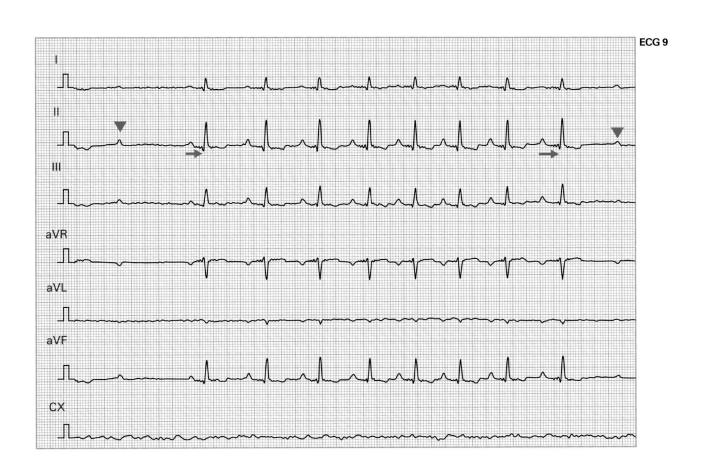

ECG 9

ECG 病例 10：问题

ECG 10 记录自一只患有心杂音的 9 岁雄性去势可卡犬。

Ⅰ. ECG 10（25 mm/s；10 mm/mV）中有什么发现？

Ⅱ. 该心电图有什么临床意义？

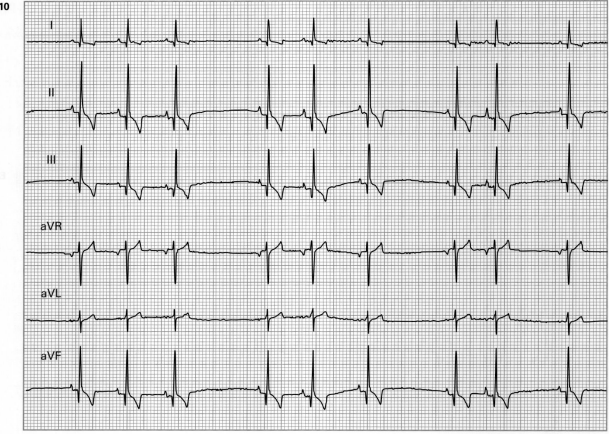

ECG 10

ECG 病例 10：回答

Ⅰ. ECG 10 显示窦性心律不齐。

Ⅱ. ● 平均心率约为 90 bpm。节律为规律性不规律，每一个 QRS 波群前都存在 P 波，且每个 P 波后都跟随一个 QRS 波群。P 波群和 QRS 波群的振幅和持续时间均正常。MEA 正常。

● 窦性心律不齐在平均心率和心脏去极化的正常顺序方面与窦性心律相似。窦性心律不齐与窦性心律的不同之处在于其心率经常（但不总是）表现出与呼吸有关的阶段性变化。吸气时注意到心率升高，呼气时心率降低（呼吸性窦性心律不齐）。

● P 波（箭头）的大小和形状的改变被称为游走性节律，发生在窦性心律不齐时。P 波振幅在心率较快时较大，在心率较慢时较小。

● 刺激迷走神经（如运动、服用阿托品）可减少或消除窦性心律不齐。

● 关键是 P-QRS-T 波群的不规则相位和正常频率、顺序和形态。

ECG 10

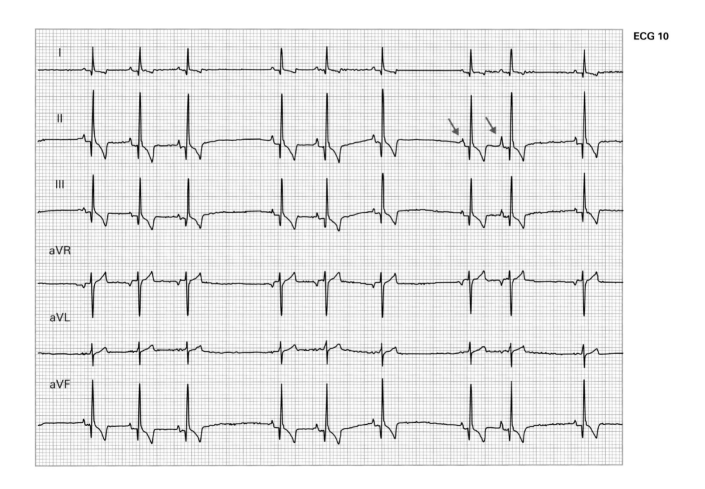

ECG 病例 11：问题

ECG 11 记录自一只 5 岁西伯利亚哈士奇犬。

Ⅰ. ECG 11（25 mm/s；10 mm/mV）中有什么发现？

Ⅱ. 该心电图有什么临床意义？

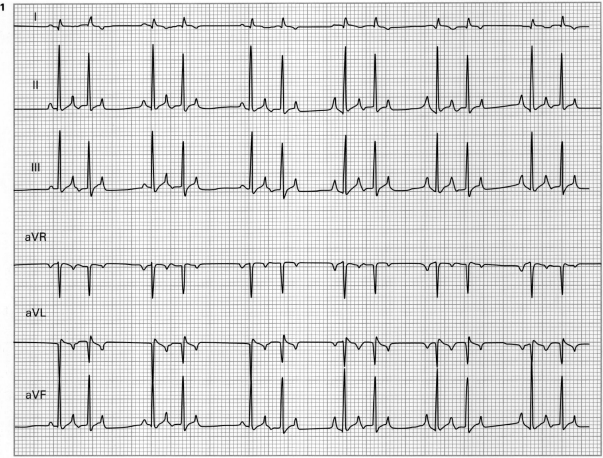

ECG 11

ECG 病例 11：回答

Ⅰ. ECG 11 显示心房早搏。

Ⅱ. ● 平均心率为 135 bpm。节律为规律性不规律，节拍成对出现。第一次搏动是窦性搏动，第二次搏动是心房早搏。每对窦性 QRS 波群前均有正常 P 波。心房早搏有正常的 QRS 波群结构和一个小的负 P 波（箭头）。

● 每对节拍的第一次和第二次之间的间隔等于心房早搏频率（190 bpm）。心房早搏二联律这个术语通常用于窦性搏动和心房早搏以规律的 1 ∶ 1 方式交替的情况。

● 心房早搏经常发生在有原发性心脏病的病例中，特别是那些导致心房增大的病例（即二尖瓣疾病、心肌病），但也可能继发于各种心外疾病。

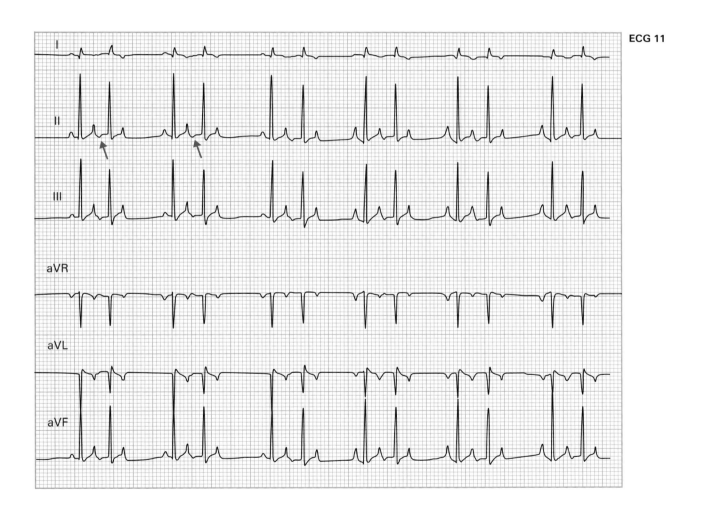

ECG 11

ECG 病例 12：问题

ECG 12 记录自一只 8 岁雄性去势家养短毛猫。

Ⅰ. ECG 12（50 mm/s；10 mm/mV）中有什么发现？

Ⅱ. 该心电图有什么临床意义？

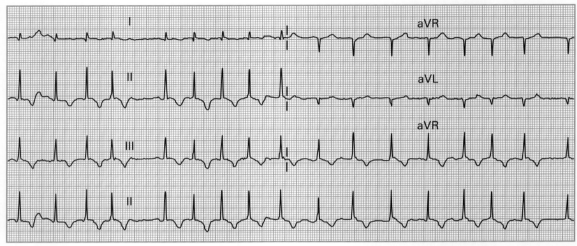

ECG 12

ECG 病例 12：回答

Ⅰ. ECG 12 显示房颤（AF）和左心室增大。

Ⅱ. ● 心率范围为 130 ～ 272 bpm，平均心率约为 220 bpm。节律为不规律性不规律。

● 没有记录到一致的 P 波；然而，尽管没有 P 波，但 QRS 波群很窄，看起来是室上性起源。

● 振幅 1.3 mV（正常 <0.9 mV），提示左心室增大。值得注意的是，后侧肢体Ⅲ导联和 aVF 导联与Ⅱ导联方向相似，还显示 QRS 波群振幅相对增大，进一步怀疑左心室增大。

● 不规律性节律、P 波缺乏和室上性 QRS 波群等症状均与 AF 的症状一致。

● 猫的 AF 通常由严重的原发性心脏病引起，需要做进一步的诊断，如 X 线片和超声心动图。

● AF 的治疗包括用 β-受体阻滞剂、钙通道阻滞剂和（或）地高辛等药物降低房室结传导，从而降低心室率。

ECG 病例 13：问题

ECG 13 记录自一只有持续 3 周的进行性咳嗽病史的 6 岁拳师犬，该犬在过去 48 h 内出现严重呼吸困难。

Ⅰ . ECG 13（50 mm/s；10 mm/mV）中有什么发现？

Ⅱ . 该心电图有什么临床意义？

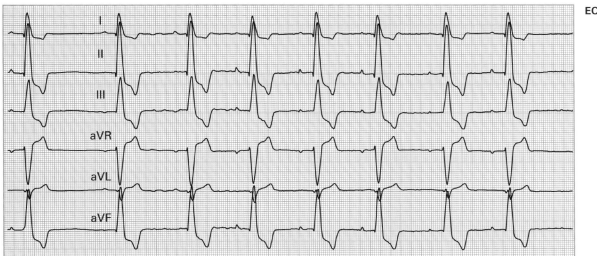

ECG 13

ECG 病例 13：回答

Ⅰ . ECG 13 显示窦性心律，并伴有左束支传导阻滞（LBBB）。

Ⅱ . ● 心率为 100 bpm。QRS 波群看起来又宽又怪异，持续时间延长至 100 ms。MEA 正常。节律起源于窦性心动过速，每个 QRS 波群前均有 P 波，有规律的 PR 间期为 140 ms。P 波形态随心率变化不大，提示为游走性节律。PR 间期略有延长，与Ⅰ级房室传导阻滞的症状一致。心电图 ST 段压低、模糊，提示心肌缺氧。

● LBBB 的诊断依据是窦性 QRS 波群，MEA 正常，QRS 波群持续时间延长（犬 >80 ms，猫 >50 ms）。QRS 波群持续时间延长是由于左束支完全断裂和左心室延迟去极化。

● LBBB 的 QRS 波群形态与 VPC 相似。区分 LBBB 和 VPC 的关键特征是前者的每个 QRS 波群之前都有相应的 P 波，这意味着这些 QRS 波群为室上性起源。如果心率非常快，P 波可能隐藏在前面的 T 波中，很难从 VT 中辨别出节律。

● LBBB 几乎从来不会作为良性异常自行发生。相反，它继发于左心室心肌疾病（心肌病、二尖瓣疾病）或退行性传导系统疾病。虽然 LBBB 本身不需要治疗，但若存在原发性心脏病将会导致预后不良。LBBB 的发现促使需做进一步的诊断，如超声心动图，以寻找潜在的心脏病。

ECG 病例 14：问题

ECG14 记录自一只接受洗牙治疗的 10 岁猫。

Ⅰ. ECG 14（50 mm/s，10 mm/mV）中有什么发现？

Ⅱ. 该心电图有什么临床意义？

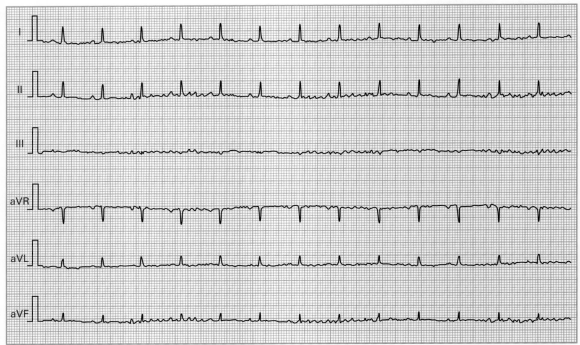

ECG 14

ECG 病例 14：回答

Ⅰ. ECG 14 显示伴有基线伪影的正常窦性心律。

Ⅱ. ● 心率为 200 bpm，该心动过速可能是对做心电图采集的应激反应。P–QRS–T 波群正常，MEA 正常。

● 第 3 个和第 4 个 QRS 波群、第 6 个和第 8 个 QRS 波群，以及第 11 个和第 12 个 QRS 波群之后的舒张期呈微弱的高频波动，该变化最容易在 Ⅱ 导联和 aVF 导联中被辨认出来。这些波动不是因为心律失常，而是猫发出呼噜声的结果，导致心电图中出现可重复的、与呼吸相关的伪影。常常误认这类伪影为 AF，但 P 波的存在排除了这种诊断。在犬中，喘息或颤抖是产生类似假象的常见原因。心电图伪影的其他原因包括 60 Hz 或 50 Hz 的电流干扰，这是由于心电仪或连接到患病动物的任何其他电子设备接地不良造成的。60 Hz 的周期性干扰也可以模仿 AF，可能需要拔掉房间里的所有其他电子设备的插头才能避免出现这种现象。

ECG 病例 15：问题

ECG 15 记录自一只出现了几次昏迷的 8 岁罗威纳犬。

Ⅰ. ECG 15（50 mm/s；10 mm/mV）中有什么发现？

Ⅱ. 该心电图有什么临床意义？

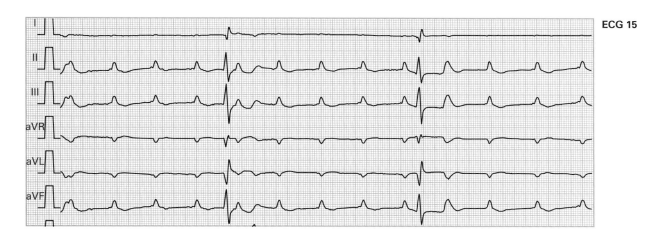

ECG 15

ECG 病例 15：回答

Ⅰ. ECG 15 显示完全性或Ⅲ级房室结传导阻滞。

Ⅱ. ● 室性心率为 35 bpm。房室完全分离，P 波与 QRS 波群无关，心房率和心室率相互独立。完全性房室传导阻滞时，心房率（P-P 间期）总是快于心室率，P 波应有充分的机会传导到心室，但事实并不是这样。在Ⅲ级（完全性）房室传导阻滞中，室性逸搏性节律通常缓慢而有规律，犬为 40 ~ 60 bpm，猫为 80 ~ 120 bpm。

● 大多数Ⅲ级房室传导阻滞的病因不明，但主要可能与年龄相关的房室结变性和急性心肌炎相关。

● 大多数患有Ⅲ级房室传导阻滞的犬都表现出虚弱、昏睡、活动不耐受或晕厥的临床症状，需要植入人工起搏器。在猫中，更快的室性逸搏性频率通常不需要任何特殊疗法也可以保证其正常的生活质量。

ECG 病例 16：问题

ECG 16 记录自一只 11 岁混种犬。

Ⅰ. ECG 16（25 mm/s；10 mm/mV）中有什么发现？

Ⅱ. 该心电图有什么临床意义？

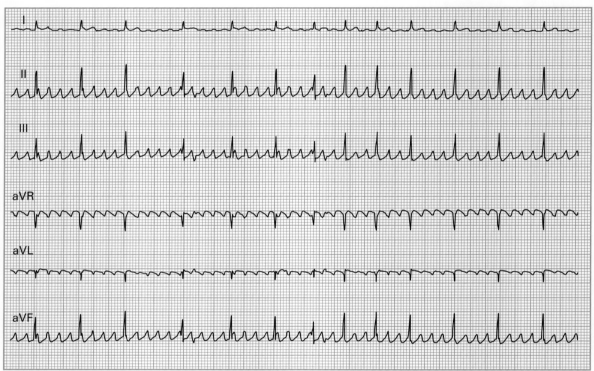

ECG 病例 16：回答

Ⅰ. ECG 16 显示心房扑动（房扑）（AFL）。

Ⅱ. ● 平均心率为 120 bpm。节律不规律，存在代表 AFL 波（F 波）的"锯齿形"基线。F 波频率是 425 bpm。QRS 波群狭窄，波形正常。

● AFL 一般发生在心脏病晚期，如二尖瓣疾病或扩张型心肌病。通常认为 AFL 是一种更具"组织性"的 AF。心室率依赖于 F 波通过房室结的传导，并进一步由 F 波与 QRS 波群的比值来描述（如 4 个 F 波对应 1 个 QRS 波群时，描述为 4：1）。在心室率过快的病例中，可以使用减缓通过房室结传导的药物（如地高辛、地尔硫卓或阿替洛尔）。

● F 波通过房室结的可变传导以及普遍快速的心室率，主要是由 F 波组成的"锯齿形"基线导致的。

ECG 病例 17：问题

ECG 17 记录自一只家养短毛猫。

Ⅰ. ECG 17（25 mm/s；10 mm/mV）中有什么发现？

Ⅱ. 该心电图有什么临床意义？

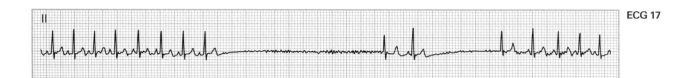

ECG 17

ECG 病例 17：回答

Ⅰ. ECG 17 显示窦性停搏和交界性逸搏。

Ⅱ. ● ECG 17 中开始时有 8 次窦性心律，P 波、QRS 波群和 T 波正常。心率约为 215 bpm，规律性节律。

　　● 在第 8 次节拍之后，出现 2.5 s 的窦性停搏，终止于狭窄的 QRS 波群，未见 P 波，与交界性逸搏的症状一致。接着是另一段窦性心律，第二段窦性停搏，以及第二次交界性逸搏，然后恢复窦性心律。窦性停搏可继发于窦房结疾病、心肌病、中枢神经系统的迷走神经张力异常、胃肠道或呼吸系统疾病，或药物毒性（如 β–受体阻滞剂）。窦性停搏时间延长（典型的是猫的在 3～4 s 或以上）会引起晕厥或虚弱等临床症状。

ECG 病例 18：问题

ECG 18 记录自一只 15 岁家养短毛猫，该猫入院接受牙科检查发现其患有 2/6 级收缩期心杂音。

Ⅰ. ECG 18（50 mm/s；10 mm/mV）中有什么发现？

Ⅱ. 该心电图有什么临床意义？

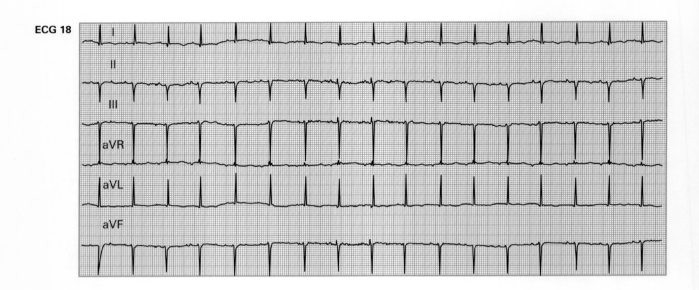

ECG 病例 18：回答

Ⅰ. ECG 18 显示窦性心律，伴有左前分支阻滞（LAFB）模式。

Ⅱ. ● 心率为 200 bpm。MEA 向左移动至 –50°（见第二章，心电图评估）。QRS 波群持续时间为 20 ms，正常。

● 通常认为 LAFB 是由左束支的前束断裂引起的，该束支为左心室的颅底和基底区供应电脉冲。阻滞该区域会导致心室去极化的 MEA 向左偏移，但 QRS 波群持续时间不会延长，因为左束支的两个束支中只有一个被阻滞。

● 这种传导障碍不会发展到更高的束支传导阻滞程度，其本身不需要任何治疗，但许多 LAFB 患猫患有心肌病。综合心电图与存在收缩期杂音的临床症状，还需做进一步诊断，例如在牙科手术全身麻醉前进行 X 线片或超声心动图检查。

ECG 病例 19：问题

ECG 19 记录自一只 6 岁去势拳师犬，该犬在运动中出现虚脱症状。

Ⅰ. ECG 19（50 mm/s；10 mm/mV）中有什么发现？

Ⅱ. 该心电图有什么临床意义？

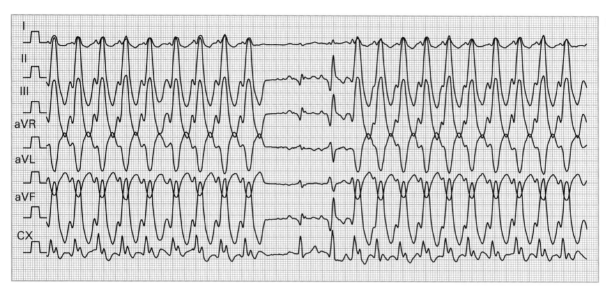

ECG 19

ECG 病例 19：回答

Ⅰ. ECG 19 显示快速性室性心动过速。

Ⅱ. ● 心率为 300 bpm。没有与心室搏动相关的 P 波，有一个融合搏动（圆圈处），这有助于区分这种心律与室上性心律失常。室性搏动较宽且奇特，外观"直立"（Ⅱ、Ⅲ和 aVF 导联的 QRS 波群呈正偏转）。箭头处表示正常的窦性搏动（"捕捉搏动"），短暂地捕捉到其对心律的控制。

● 通过该心电图发现潜在病因最可能是致心律失常性右心室心肌病（ARVC）。患有 ARVC 的拳师犬常见在Ⅱ导联中的"直立" VPC 形态。快速性室性心动过速可导致心输出量和血压降低，常见的临床症状如虚弱或晕厥。

● 对于危及生命的急性室性心动过速，可静脉注射利多卡因（2 mg/kg 快速推注，累积剂量 6 ~ 8 mg/kg）尝试将其转化为窦性心律。对于大多数犬（包括患 ARVC 的拳师犬）的有症状的 VT，疗法首选口服抗心律失常药物索他洛尔。

● 动态心电图监测有助于确定治疗对频率和室性心动过速严重程度的影响，也有助于检测只有间歇性心律失常的犬的 VPC。

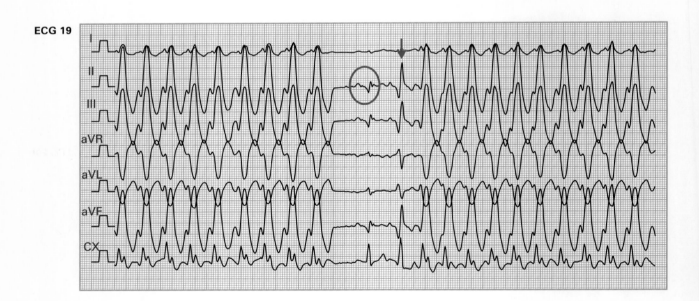

ECG 19

ECG 病例 20：问题

ECG 20a 记录自一只 9 岁雌性西伯利亚哈士奇犬。ECG 20b 记录自一只老年可卡犬。

Ⅰ. ECG 20a（50 mm /s；5 mm/mV）和 ECG 20b（25 mm/s；10 mm/mV）中有什么发现？

Ⅱ. 该心电图有什么临床意义？

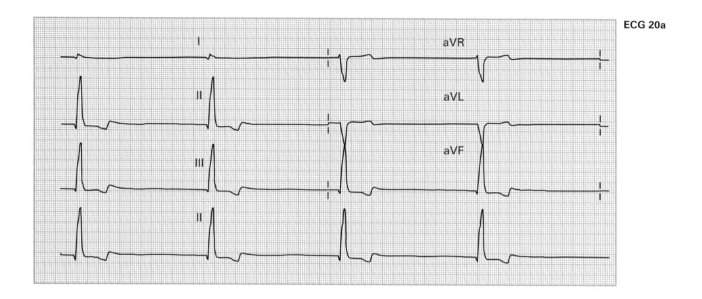

ECG 20a

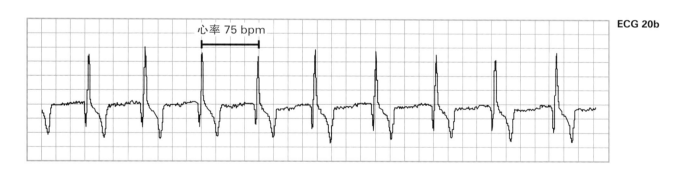

ECG 20b

ECG 病例 20：回答

Ⅰ. ECG 20a 和 ECG 20b 显示心房静止。

Ⅱ. ● ECG 20a 的心率为 48 bpm，ECG 20b 的心率为 75 bpm。两组心电图显示的心律都呈规律性。

● 未见 P 波。ECG 20a 的 QRS 波群宽，表明它们可能起源于心室。正常窦性搏动的慢速和消失与室性逸搏节律的症状一致。ECG 20b 的 QRS 波群狭窄，表明它们可能起源于室上。

● P 波缺乏与心房静止的症状最为一致。心房静止可继发于退行性心房心肌病或继发于严重电解质异常，如高钾血症。

● 退行性心房心肌病的典型症状为功能性心房肌细胞的丧失和心房纤维化，心房静止通常是永久性的。怀疑 ECG 20a 的病例出现这种情况。

● 高钾血症可继发于代谢性疾病（如糖尿病酮症酸中毒）、内分泌疾病（如肾上腺皮质功能减退）、肾衰竭或再灌注损伤（有时伴发猫主动脉血栓栓塞）。ECG 20b 显示犬的肾上腺皮质功能减退，血清 K^+ 为 10 mmol/L（10 mEq/L）。纠正高钾血症（如利尿、葡萄糖、胰岛素等）可恢复正常窦性心律。

ECG 病例 21：问题

ECG 21 记录自一只处于麻醉状态下准备做卵巢子宫切除术的 1 岁雌性犬。

Ⅰ. ECG 21（50 mm/s；10 mm/mV）中有什么发现？

Ⅱ. 该心电图有什么临床意义？

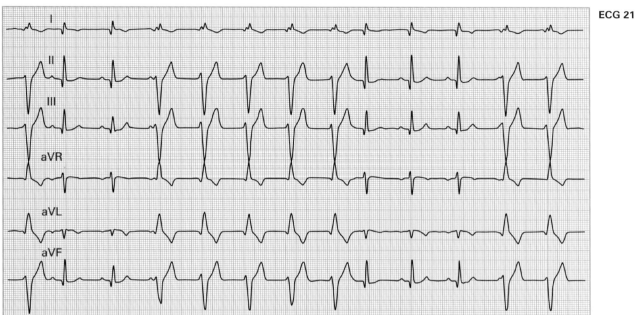

ECG 21

ECG 病例 21：回答

Ⅰ. ECG 21 显示加速性心室自主心律。

Ⅱ. ● 当窦房结和另一个异位起搏点（淋巴结或心室）的放电速率接近时，就会发生这种节律。在该病例中，当窦性心律略慢于心室率时，心室率"接管"。窦性搏动的 R–R 间期（蓝色箭头）为 460 ms（心率为 130 bpm），心室搏动的 R–R 间期（黑色箭头）为 420 ms（心率为 143 bpm），心室搏动的 R–R 间期较短。因此，心室率被"加速"并成为主导节律，直到窦性心律增加并在稍后的条带中重新控制心率。这种心律失常常见于麻醉的患病动物或有严重系统性疾病的动物。

● 一般情况下，由于窦性起搏器和异位起搏器的频率接近，无须治疗。通常，缓慢的心室节律不会导致血流动力学后果，也没有退变为室颤的显著风险；然而，如果心室率非常快（典型心率 >180 bpm），可能需要抗心律失常治疗。

ECG 21

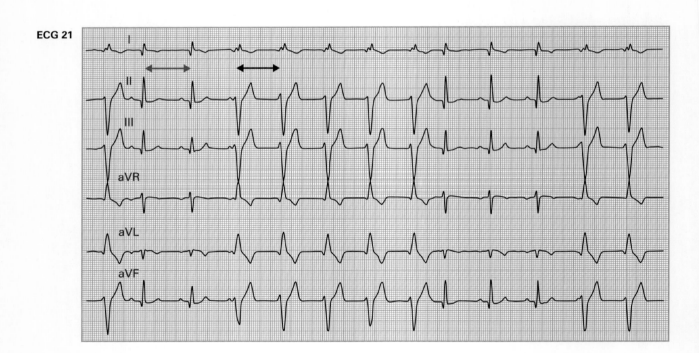

ECG 病例 22：问题

ECG 22a 记录自一只 11 岁爱尔兰塞特犬。

Ⅰ. ECG 22a（25 mm/s；5 mm/mV）中有什么发现？

Ⅱ. 该心电图有什么临床意义？

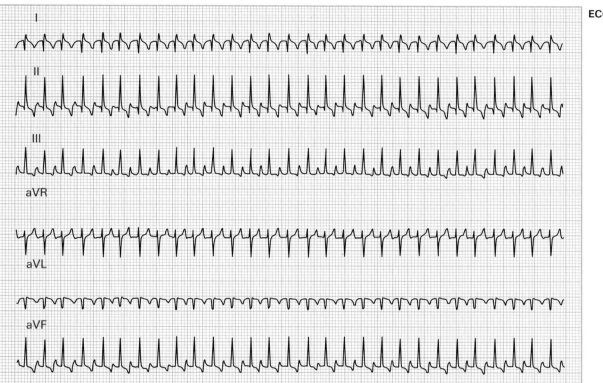

ECG 22a

ECG 病例 22：回答

Ⅰ. ECG 22a 显示 SVT。

Ⅱ. ● 心率为 250 bpm。节律规律。心率快，以至于每个 QRS 波群前面的 P 波在前一次搏动的 T 波结束时立即出现。P 波和 QRS 波群的振幅和持续时间均正常。MEA 正常。

● 室上性心动过速描述一种起源于心房或房室结的快速且通常规律的节律。这些节律可能是异位病灶的快速放电或重入节律导致的。室上性心动过速与窦性心动过速的区别有以下几个方面：①患病动物在平静或无应激状态下仍可持续发生室上性心动过速；②迷走神经调节或药物干预后突然停止。许多室上性心动过速病例都有原发性心脏病。

● 根据节律的起源（心房或房室交界处),P 波构型可以是正常的或改变的。除了在异常传导（如并发束支传导阻滞）的情况下，QRS 波群结构通常是正常的。

● 通常每个 QRS 波群对应一个 P 波；然而，在 SVT 和房室结传导阻滞的情况下，P 波与 QRS 波群的比值可能小于 1（ECG 22b）。

● 关键在于识别快速节律与正常的 QRS 波群结构。

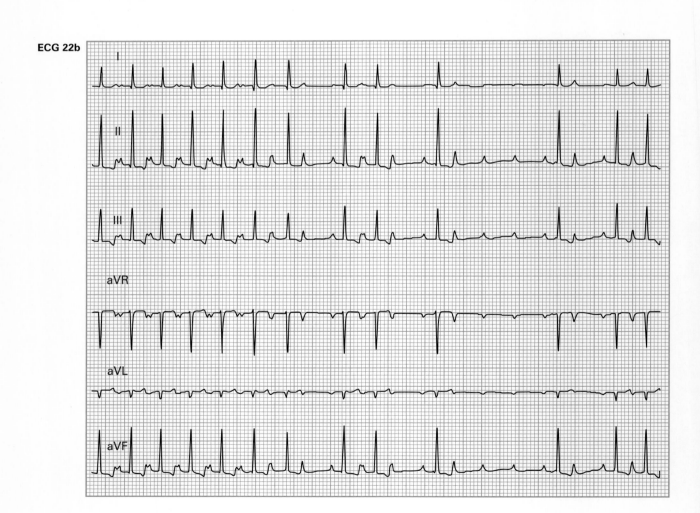

ECG 22b

ECG 病例 23：问题

ECG 23 记录自一只计划接受洗牙的 11 岁雄性去势猫。该猫表现心律失常和 3/6 级收缩期胸骨杂音。

Ⅰ. ECG 23（50 mm/s；10 mm/mV）中有什么发现？

Ⅱ. 该心电图有什么临床意义？

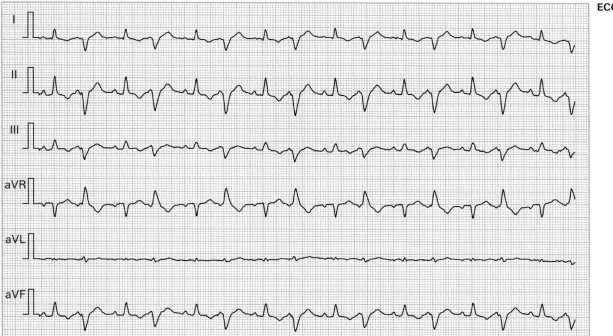

ECG 23

ECG 病例 23：回答

Ⅰ. ECG 23 显示心室二联律（窦性搏动接着心室搏动）。

Ⅱ. ● 室性心律的 QRS 波群（圆圈处）宽而奇异，有一个负性偏转。这些节律没有 P 波。注意到窦性搏动都有 P 波先于 QRS 波群（箭头）。

● 猫室性心律失常最常见的病因是心肌病，建议做进一步诊断，如超声心动图。此猫被诊断为肥厚型阻塞性心肌病。

● 可导致或加剧心肌肥厚和相关室性心律失常的其他常见疾病包括全身性高血压和甲状腺功能亢进。患有室性心律失常的猫应同时测量血压和甲状腺水平。

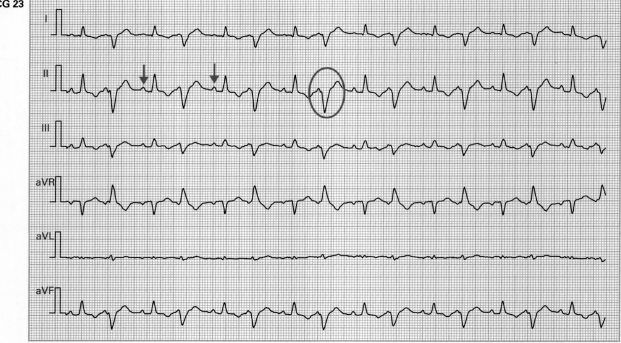

ECG 病例 24：问题

ECG 24 记录自一只患有呼吸困难的 12 岁贵宾犬。

Ⅰ. ECG 24（50 mm/s，10 mm/mV）中有什么发现?

Ⅱ. 该心电图有什么临床意义?

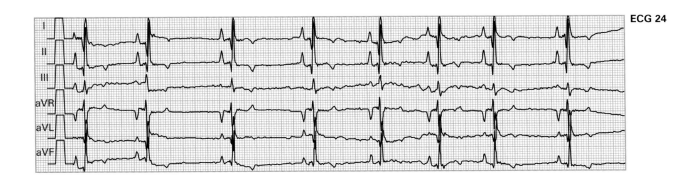

ECG 24

ECG 病例 24：回答

Ⅰ. ECG 24 显示窦性心律不齐及心房增大的标准。

Ⅱ. ● 心率约为 100 bpm。在Ⅰ、Ⅱ和 aVF 导联中 P 波高且呈峰值。P 波振幅为 0.5 mV（正常 <0.4 mV）。高 P 波通常被称为 "肺型 P 波"，可以在左或右心房增大的病例中检测到高 P 波。

● 高 P 波常见于肺源性心脏病、右心室肥大和肺动脉高压（肺心病）的患病动物。

ECG 病例 25：问题

ECG 25 记录自一只处于麻醉状态下的 15 岁巴哥犬。

Ⅰ. ECG 25（25 mm/s；10 mm/mV）中有什么发现？

Ⅱ. 该心电图有什么临床意义？

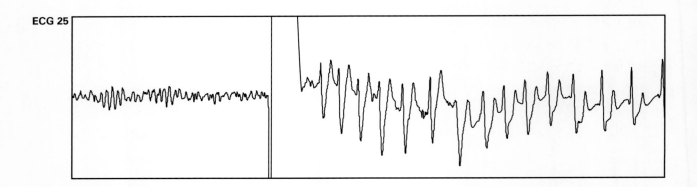

ECG 病例 25：回答

Ⅰ. ECG 25 显示体外电击除颤之前的室颤（VF），宽波性心动过速，最后是更窄的窄波性心动过速。

Ⅱ. ● A 节显示 VF，由低电压波动基线、没有明显的 P 波或 ORS 波群识别。在 VF 时，若无心输出量和动脉血压，需要立即进行干预。箭头示意通过双相除颤器进行 50 J 经胸电击除颤的传递。由于电击时电流过大，心电描记线消失。

● 在电击后大约 1 s 时，出现了频率为 230 bpm 的宽波性心动过速，较符合 VT。尽管电击后最开始的节律属性异常，但重要的是它使机体即刻产生同步的心脏收缩及血压。在心电图记录末段，宽波性心动过速开始呈现一个窄波性结构，后者可能代表室上性节律的恢复。

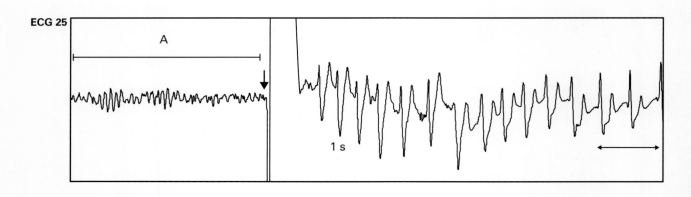

体外电击除颤是治疗 VF 的一种方法选择。在犬中，体外双相除颤推荐能量为 2 ~ 3 J/ka。直流电冲击传递到心脏，以均匀地去极化，同时使可兴奋心肌达到临界质量。目的是干扰所有心律失常机制，使正常的心脏起搏器承担起主导起搏器的作用。除颤失败或 VF 立即复发表明需要设置更高的电击能量或更优的除颤设置来重复除颤。除颤成功取决于两个关键因素：①纤颤发作和除颤之间的持续时间；②心肌的代谢状况。目标是使用所需的最小能量来克服除颤阈值。多余的能量会导致心肌损伤和更严重的心律失常。为使用较低的电击能量，有效降低阻抗的方法有：贴片与胸部的接触面积大、采用最佳贴片位置即胸部高于心肌处、接触面牢固、胸部平整和适当的传导（使用一次性电极片或电极凝胶）。

在 VF 期间，进出心脏的血液停止流动，导致心肌快速耗氧。因此，在准备电除颤器或在除颤尝试失败时进行包括胸外按压和通气的心肺复苏很重要。抗心律失常药物作为除颤的手段时很少有效，因为 VF 期间心肌缺乏灌注。

ECG 病例 26：问题

ECG 26 记录自一只 2 岁拉布拉多寻回猎犬。该犬患有心律失常，因晕厥发作而入院急救。

Ⅰ. ECG 26（50 mm/s；10 mm/mV）中有什么发现？

Ⅱ. 该心电图有什么临床意义？

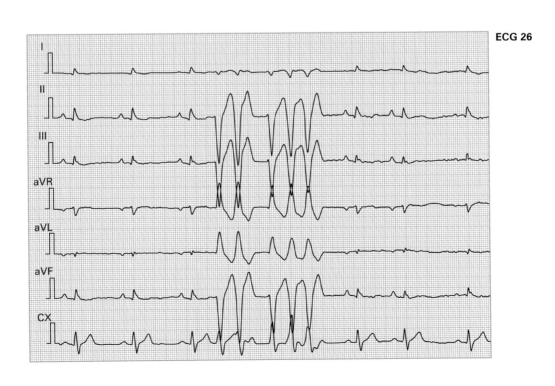

ECG 26

ECG 病例 26：回答

Ⅰ. ECG 26 显示阵发性 VT。

Ⅱ. ● VT 的最大瞬时心率为 380 bpm。

● 存在 "R-on-T" 现象。"R-on-T 现象" 是由于 VT 的快速心率导致异位搏动 QRS 波群在前节律（箭头）T 波上的叠加。在第一个心室联体和下一个心室三联之间有短暂的停顿。通常，如果除颤不成功，室性心动过速的短或长间隔时间会诱发室性心动过速，可导致死亡。

● 此外，窦性搏动 QRS 波群的振幅较低。

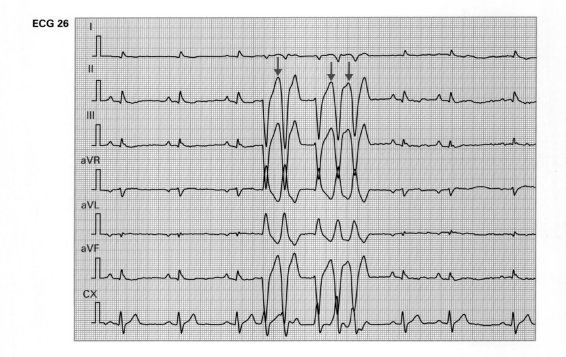

快速 VT 在幼犬中不常见。某些犬种（如拳师犬、杜宾犬、葡萄牙水犬和德国牧羊犬）更易患幼年期心肌病和心律失常。在该病例中，怀疑心肌炎是由血清心肌肌钙蛋白（cTnI）浓度升高所致（13.5 ng/mL，正常：0 ～ 0.11 ng/mL）。cTnI 是一种高度敏感性和特异性的心肌损伤和坏死的生物标志物。在心肌梗死、脓毒症或外伤性心肌损伤的人类患者中，cTnI 用于帮助心脏损伤的诊断和提供预后信息。在患有心肌炎、心肌疾病、心包疾病、心律失常、充血性心力衰竭、胃扩张和扭转、化疗、热射病等多种疾病的犬猫中，以及在高强度运动后，cTnI 均升高。

在该病例中，如果没有上述任何症状，则提示诊断为心肌炎。病媒生物传播疾病与心肌炎有关，因此需检测心丝虫、无形体病、莱姆病、埃立克体弓形虫病、新螺旋体病、巴尔通体病和钩端螺旋体病。根本原因往往无法查明。cTnI 在犬体内的半衰期约为 2 h，因此系列测量可能有助于确定心肌损伤是否持续存在或正在消失。

疑似心肌炎的治疗取决于是否已确定潜在病因。抗炎疗法备受争议。许多患病动物接受多西环素和（或）克林霉素治疗。若 VT 引起晕厥等临床症状，可使用索他洛尔 [2 ～ 3 mg/kg，PO（口服），q12 h]。理想情况下，治疗前和治疗后进行动态心电图 Holter 检查以评估抗心律失常治疗的疗效。

ECG 病例 27：问题

ECG 27 记录自一只患有运动不耐受的 7 岁沙皮犬。

Ⅰ. ECG 27（50 mm/s；10 mm/mV）中有什么发现?

Ⅱ. 该心电图有什么临床意义?

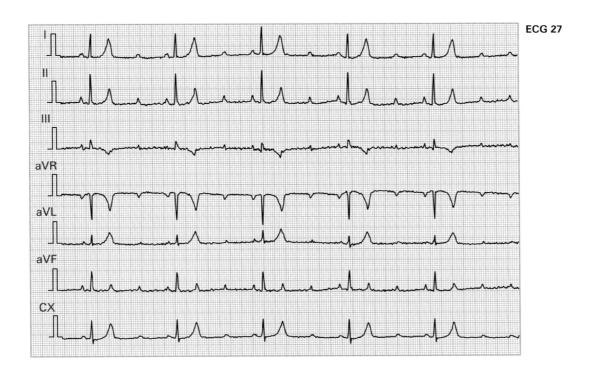

ECG 27

ECG 病例 27：回答

Ⅰ. ECG 27 显示Ⅱ级房室结传导阻滞。

Ⅱ. ● 心室率约为 75 bpm。有 P 波存在，随后没有 QRS 波群。每个 QRS 波群有 3 个 P 波（箭头），可以用 P 波与 QRS 波群的比例（3 : 1）来进一步描述房室传导阻滞。其中一个 P 波被埋在 T 波中。传导比为 2 : 1 或以上的房室传导阻滞，无法观察到阻滞前 PR 间期的延长，因此无法进行莫氏Ⅰ型或Ⅱ型标记，这种Ⅱ级房室传导阻滞常被称为"高级"房室传导阻滞。

● 在该病例中的运动不耐受可能与房室传导阻滞及由此引起的心动过缓有关。如 ECG 病例 9 所述，可以进行阿托品反应试验，以帮助区分导致房室传导阻滞的原因是迷走神经张力增加还是固有房室结疾病。大多数Ⅱ级房室传导阻滞病例中都存在房室结疾病。即使对阿托品有部分反应的患病动物也可以选择迷走神经药物（如溴丙胺太林）和（或）拟交感神经药物（如沙丁胺醇、茶碱）进行药物治疗。

● Ⅱ级房室传导阻滞可进展为Ⅲ级房室传导阻滞，进一步的诊断包括动态心电图检查以筛查其他阶段的房室传导阻滞。可用人工起搏器植入术治疗症状严重的Ⅲ级房室传导阻滞。

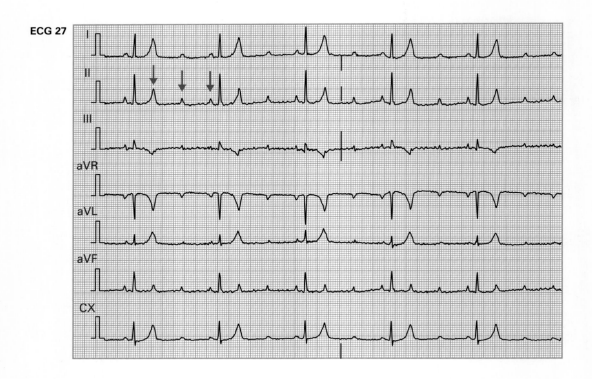

ECG 27

ECG 病例 28：问题

ECG 28 记录自一只送至动物医院接受洗牙治疗的 10 岁拉布拉多寻回猎犬。

Ⅰ. ECG 28（50 mm/s；10 mm/mV）中有什么发现？

Ⅱ. 该心电图有什么临床意义？

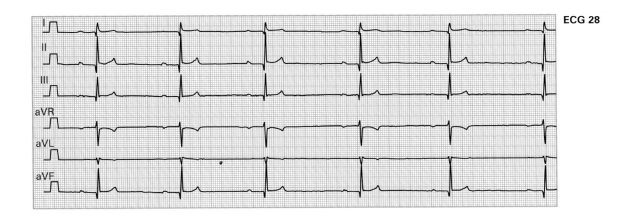

ECG 28

ECG 病例 28：回答

Ⅰ. ECG 28 显示正常窦性心律和Ⅰ级房室传导阻滞。

Ⅱ. ● 心率为 70 bpm。P 波和 QRS 波群形态正常。PR 间期为 160 ms（正常为 60 ~ 130 ms），符合
Ⅰ级房室传导阻滞的诊断。

● 临床上Ⅰ级房室传导阻滞没有后遗症，除非发展到更高级的形式（即Ⅱ级或Ⅲ级房室传导阻
滞）。房室传导阻滞的确切病因尚不清楚，但可能是由于高静息迷走神经张力、房室结变性或
浸润、传染性或炎性疾病。在健康犬上，可能会偶发Ⅰ级房室传导阻滞。降低或减缓房室结
传导的药物，如 β – 受体阻滞剂、地高辛或钙通道阻滞剂，也可加剧这种传导延迟，导致
更高级形式的房室传导阻滞。阿片类药物会增加迷走神经张力，在麻醉过程中最好避免使
用这些药物。

ECG 病例 29：问题

ECG 29 记录自一只 10 岁混种犬。

Ⅰ. ECG 29（25 mm/s；10 mm/mV）中有什么发现？

Ⅱ. 该心电图有什么临床意义？

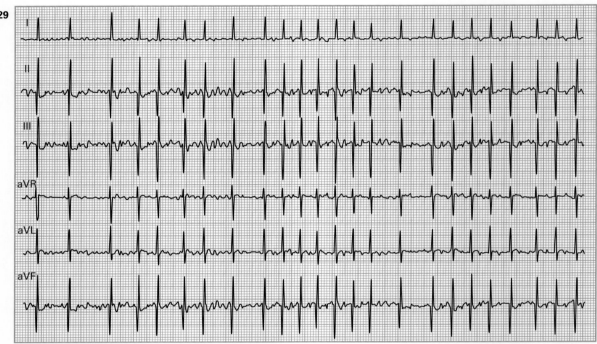

ECG 29

ECG 病例 29：回答

Ⅰ. ECG 29 显示房颤（AF）。

Ⅱ. ● 平均心率约为 210 bpm。节律不规律，未见 P 波。QRS 波群狭窄，呈室上形态。基线显示小的房颤波（f 波）。

● AF 通常发生在心脏病晚期，如二尖瓣疾病或扩张型心肌病。在这些情况下，心室率通常很快，因此需要药物［如地高辛、地尔硫卓和（或）阿替洛尔］来减缓房室结传导和心率。罕见自发性恢复窦性心律。在一些大型犬中，AF 可以在没有任何可识别的原发性心脏病的情况下发生（单一 AF）。在这种情况下，心室率通常很慢，可能不需要药物治疗。使用电击复律（见 ECG 病例 50）或抗心律失常药物（胺碘酮）可以将单一 AF 恢复为窦性心律。

● 关键在于室性心律失常，P 波缺乏，表明起源于室上的正常 QRS 波群形态，以及快速心室率。

ECG 病例 30：问题

ECG 30 记录自一只 6 岁雄性去势波士顿㹴犬，该犬患有 4/6 级左侧收缩期心尖杂音。

Ⅰ. ECG 30（50 mm/s；10 mm/mV）中有什么发现？

Ⅱ. 该心电图有什么临床意义？

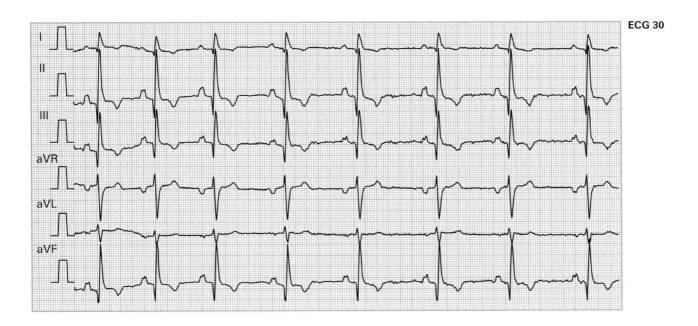

ECG 30

ECG 病例 30：回答

Ⅰ. ECG 30 显示窦性心律不齐及心房增大的标准。

Ⅱ. ● 心率为 90 bpm。在Ⅱ、Ⅲ 和 aVF 导联中 P 波宽且有凹陷（两歧）。Ⅱ导联 P 波持续时间为 60 ms （正常 <40 ms）。宽且有凹陷的 P 波也被称为"二尖瓣 P 波"，但在左或右心房增大的病例中都可以检测到高 P 波。

● 心房增大与容量过载和心房体积增大有关，如退行性二尖瓣或三尖瓣疾病或心肌病。心电图对检测心房增大相对不敏感，但犬猫通常都有特异性。该患犬因晚期二尖瓣退行性病变，导致左心房严重增大。

ECG 病例 31：问题

ECG 31 记录自一只患有进行性虚弱和晕厥的 10 岁西高地白㹴犬。

Ⅰ. ECG 31（50 mm/s；10 mm/mV）中有什么发现？

Ⅱ. 该心电图有什么临床意义？

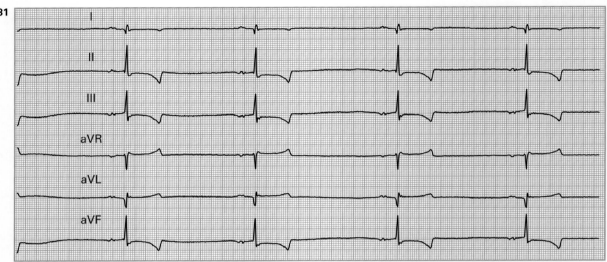

ECG 31

ECG 病例 31：回答

Ⅰ. ECG 31 显示窦性心动过缓和 QT 间期延长。

Ⅱ. ● 心率约为 45 bpm。PR 间期轻度延长，为 140 ms，提示Ⅰ级房室传导阻滞。P 波在Ⅱ导联中出现凹陷和低电压。QRS 波群持续时间正常，但 QT 间期明显延长，为 360 ms（正常为 150 ~ 250 ms，取决于心率）。QT 间期为从 QRS 波群开始到 T 波结束的时间，代表心室肌电去极化和随后复极化的总持续时间。QT 间期与心率呈负相关。

● 长 QT 综合征是由复极化期间的异常离子电流所引起。多种药物是导致 QT 间期延长的常见原因，包括 IA 类抗心律失常药物，如奎尼丁、普鲁卡因胺和丙吡胺，以及Ⅲ类抗心律失常药物，如索他洛尔和胺碘酮。据报道，许多非心脏药物也可延长 QT 间期，包括西沙必利、吩噻嗪、氟哌啶醇、三环类抗抑郁药、抗微生物药（红霉素、氯喹和甲氧苄啶 – 磺胺甲恶唑）和抗真菌药（酮康唑和伊曲康唑）。

● QT 间期长易导致多形性室性心律失常（尖端扭转型室性心动过速；见 ECG 病例 4）。

ECG 病例 32：问题

ECG 32 记录自一只 13 岁雌性家养短毛猫。

Ⅰ. ECG 32（50 mm/s；10 mm/mV）中有什么发现？

Ⅱ. 该心电图有什么临床意义？

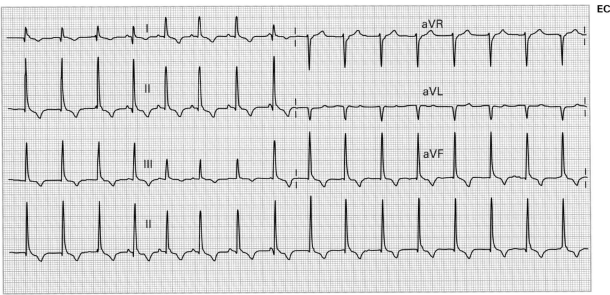

ECG 32

ECG 病例 32：回答

Ⅰ. ECG 32 显示加速性交界性心律和左心增大的证据。

Ⅱ. ● 平均心率为 185 bpm。节律稍有不规律。

● 注意到两种不同的 QRS 波群形态。在正常持续时间的 QRS 波群（有尾箭头）前可以间歇性地看到 P 波，这些搏动表现为窦性搏动（心率为 195 ～ 214 bpm）。其他持续时间较短但振幅较大的 QRS 波群（无尾箭头）没有与之相关的 P 波，这些搏动很可能是加速性交界性心律（心率为 195 bpm）。

● 狭窄的 QRS 波群提示心跳加速的连接（而不是心室）起源。

● 窦性搏动 QRS 波群的振幅增加，为 1.9 mV（正常 < 0.9 mV），提示左心室增大。

● 加速性交界性心律与窦房结竞争控制心率。当加速性窦性心律超过加速性交界性心律时，窦性心律就获得了对节律的控制。当窦性心律低于加速性交界性心律时，则交界性心律控制心率。

● 加速性交界性心律加快可继发于原发性心肌病，也可继发于心外疾病，如创伤、缺氧、电解质异常和药物。

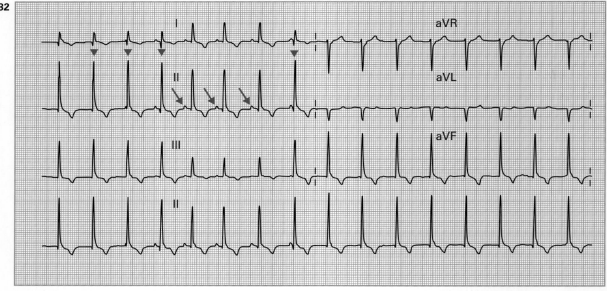

ECG 病例 33：问题

ECG 33 记录自一只患有运动不耐受的 3 岁威尔士史宾格犬。

Ⅰ. ECG 33（50 mm/s；10 mm/mV）中有什么发现？

Ⅱ. 该心电图有什么临床意义？

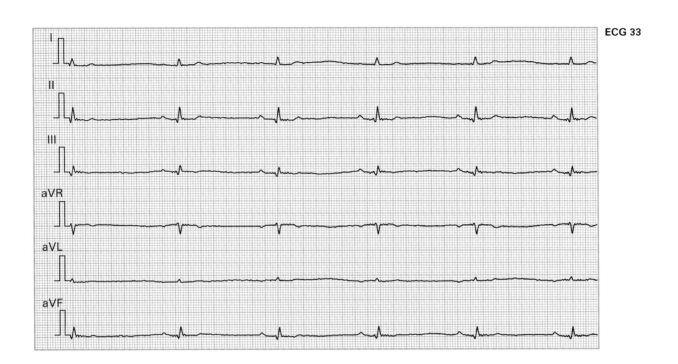

ECG 33

ECG 病例 33：回答

Ⅰ. ECG 33 显示窦性心律不齐、Ⅰ级房室传导阻滞和低振幅 QRS 波群。

Ⅱ. ● 心率约为 80 bpm。PR 间期延长，为 140 ms，提示Ⅰ级房室传导阻滞。在Ⅰ、Ⅱ、Ⅲ和 aVF 导联中，R 波振幅小于 1.0 mV，这对中大型犬来说并不常见。

● 与低振幅 QRS 波群相关的病症包括多种心脏和心外病因。心包积液是引起低振幅 QRS 波群最常见的心脏病因。其他病因包括心肌病、心脏肿瘤、缩窄性心包炎和心肌炎。

● 心外病因是心脏周围器官和组织的病理变化。包括心包膈疝、纵隔气肿、气胸、肺炎和肥胖。该患病动物有心包膈疝，因其引起运动不耐受的临床症状，经手术纠正。偶见Ⅰ级房室传导阻滞，无临床后果。

ECG 病例 34：问题

ECG 34 心电图记录自一只患有心杂音的 5 岁猫。

Ⅰ. ECG 34（50 mm/s；10 mm/mV）中有什么发现？

Ⅱ. 该心电图有什么临床意义？

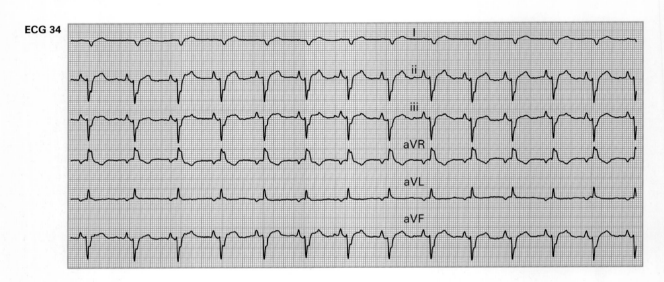

ECG 病例 34：回答

Ⅰ. ECG 34 显示窦性心律和右束支传导阻滞（RBBB）。

Ⅱ. ● 心率为 150 bpm。QRS 波群持续时间延长至 80 ms（正常 < 40 ms）。Ⅰ、Ⅱ、Ⅲ和 aVF 导联中的 QRS 波群为负向，MEA 在 –120° 处右移。MEA 的变化是传导在右束支被阻滞所致，因此去极化沿左束支快速下行，首先激活左心室，然后右心室去极化。因心肌细胞间的传导较慢，为非浦肯野快速传导，右心室去极化延长。这导致上述导联出现晚 S 波和优势 S 波。QRS 波群有一个凹陷，常见于 RBBB 的病例。

● RBBB 是右束支传导系统疾病的结果，偶见于健康动物，特别是犬。极少情况下，RBBB 与继发于压力负荷过载状态（如肺动脉狭窄）的严重右心室肥大有关。更常见的是，这种情况会产生平均心电轴右移，但传导时间不会过度延长。

● 由于右心室激活延迟，RBBB 可导致右心室射血时间延长，从而导致肺动脉瓣延迟关闭，可听诊为第二心音分裂。

ECG 病例 35：问题

ECG 35 心电图记录自一只患有扩张型心肌病的 8 岁杜宾犬。

Ⅰ . ECG 35（50 mm/s；10 mm/mV）中有什么发现？

Ⅱ . 该心电图有什么临床意义？

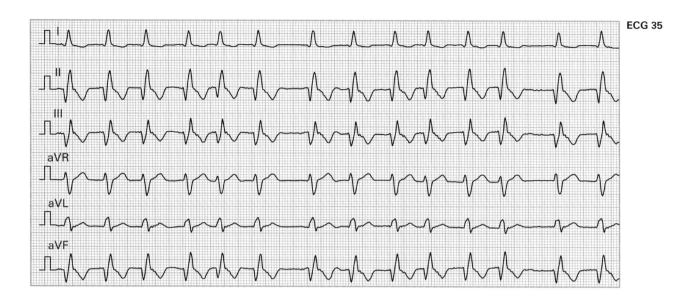

ECG 35

ECG 病例 35：回答

Ⅰ . ECG 35 显示 AF 和 LBBB 形态。

Ⅱ . ● 心率约为 185 bpm。节律不规律。QRS 波群持续时间因宽 Q 波和 R 波而延长（＞80 ms）。

　　● 对 LBBB 的诊断基于 QRS 波群的正常 MEA 和 QRS 波群持续时间的延长。

　　● AF 是晚期扩张型心肌病心房扩张的常见后遗症。因缺少 P 波和 LBBB 形态，医生可能倾向于在该心电图上做出室性心动过速的诊断。识别 LBBB 型 AF 的关键特征是节律的不规律性，室性心动过速通常更具规律性。

　　● 晚期心肌衰竭时的 AF 通常与心动过速有关，可导致心力衰竭症状加重，如腹水或肺水肿。

ECG 病例 36：问题

ECG 36 心电图记录自一只有晕厥病史的 8 岁杜宾犬。

Ⅰ. ECG 36（50 mm/s；10 mm/mV）中有什么发现？

Ⅱ. 该心电图有什么临床意义？

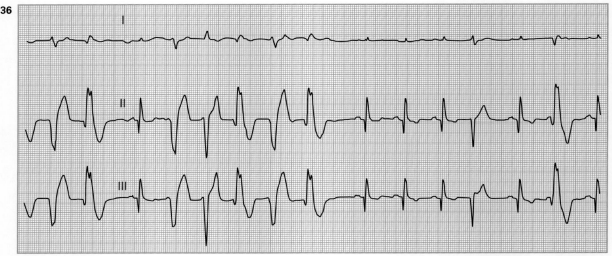

ECG 36

ECG 病例 36：回答

Ⅰ. ECG 36 显示多形态 VT。

Ⅱ. ● 可见五次窦性搏动（黑色箭头）。与正常窦性搏动相比，其他波群宽而奇异，表明是心室起源。
在记录的中间检测到由五次室性早搏（蓝色箭头）组成的一段短期的 VT，心率为 200 bpm。
VPC 有两种截然不同的形态（即多态），表明其分别起源于心室内的两个不同区域。

● 存在一个潜在的融合搏动（绿色箭头），表明窦性冲动和心室异位冲动同时引起心室去极化。
所形成的 QRS 波群形态是正常窦 QRS 波群和异常 VPC 状态 QRS 波群的组合。

● 在该病例中，基于长时间的多形态 VT 引起晕厥的假设，并通过超声心动图诊断其为扩张型
心肌病，用抗心律失常药物索他洛尔治疗。

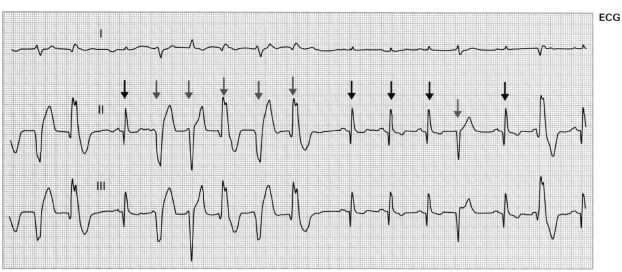

ECG 36

ECG 病例 37：问题

ECG 37 记录自一只有慢性呼吸困难病史的 18 岁猫。

Ⅰ. ECG 37（50 mm/s；10 mm/mV）中有什么发现？

Ⅱ. 该心电图有什么临床意义？

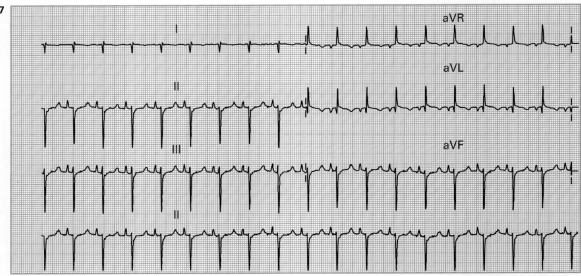

ECG 37

ECG 病例 37：回答

Ⅰ. ECG 37 显示窦性心律，符合右心室肥大的标准。

Ⅱ. ● 心率为 215 bpm。QRS 波群持续时间在正常范围内，每个 QRS 波群前都存在一个正常的 P 波。MEA 在 –100° 处右移，表明Ⅰ、Ⅱ、Ⅲ和 aVF 导联中 QRS 波群形态主要为负。

● MEA 右移与右心室肥大或 RBBB 相关，QRS 波群的持续时间为鉴别性特征。猫的 QRS 波群持续时间 > 60 ms 为 RBBB 的典型特征（见 ECG 病例 34），持续时间 < 60 ms 为右心室肥大的典型特征。

● 该猫的超声心动图显示由肺动脉高压和三尖瓣功能不全所致的明显右心室肥大。

ECG 病例 38：问题

ECG 38 记录自一只患有 4/6 级收缩期杂音的 2 岁罗威纳犬。

Ⅰ. ECG 38（50 mm/s；5 mm/mV）中有什么发现？

Ⅱ. 该心电图有什么临床意义？

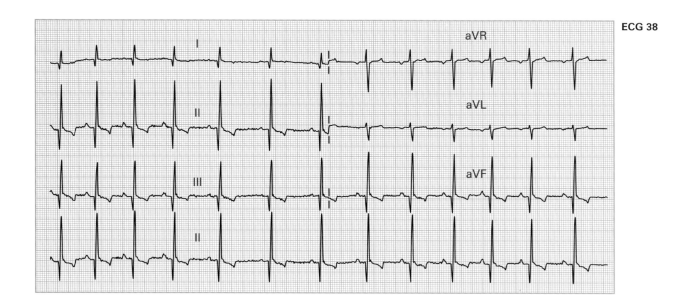

ECG 38

ECG 病例 38：回答

Ⅰ. ECG 38 显示窦性心律不齐，符合左心室肥大的标准。

Ⅱ. ● 心率约为 150 bpm。注意心电图是以 5 mm/mV 记录的，导致 QRS 波群的振幅看起来是实际高度的一半。0.4 mV 时，P 波振幅正常。MEA 为 +80°，在正常范围内。Ⅱ 导联中 R 波振幅为 4.4 mV，aVF 导联中为 4.6 mV，Ⅰ 导联中为 1.5 mV，均提示左心室肥大。

● 左心室肥大增加了穿过左心室的电波前幅度，导致与该波前平行的导联中 R 波增加，主要是 Ⅱ 导联和 aVF 导联。导致左心肥大的疾病包括心肌病、瓣膜疾病和各种先天性心脏缺陷。左心室肥大并不特定于任何一种疾病或病因，需做进一步诊断，如胸部 X 线片或超声心动图。

● 该病例超声心动图显示先天性主动脉瓣下狭窄导致左心室向心性肥大。

ECG 病例 39：问题

ECG 记录自一只有晕厥病史，刚接受钙通道阻滞剂（地尔硫卓）治疗的 1 岁猫。

Ⅰ. ECG 39a（25 mm/s；20 mm/mV）中有什么发现？

Ⅱ. 该心电图有什么临床意义？

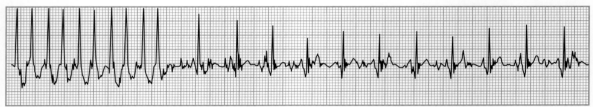

ECG 病例 39：回答

Ⅰ. ECG 39a 显示室上性心动过速转为窦性心律。

Ⅱ. ● ECG 39a 的初始部分显示以 300 bpm 的速率出现窄波性心动过速。QRS 波群又高又窄，因此心律失常被认为起源于室上性，P 波不容易识别。心率足够快，以至于任何 P 波都会被之前的 T 波所覆盖。服用钙通道阻滞剂地尔硫卓后，室上性心动过速突然终止，随后出现窦性心律，心率为 125 bpm。

● 该心电图显示，当心率非常快时，很难区分 VT 和 SVT。心律失常的鉴别诊断是 VT，因心动过速期间的 QRS 波群看起来与窦性心律期间的 QRS 波群不完全相同。因钙通道阻滞剂对终止 SVT 有效，对治疗室性心律失常无效，而该病例对地尔硫卓的反应强烈表明其为 SVT。

　　ECG 39a 中的猫稳定下来，几小时后记录下的心电图（ECG 39b）。心电图显示窦性心律，心率为 200 bpm。PR 间期异常短（40 ms，正常：50 ~ 90 ms），导致出现一个非常接近 QRS 波群的 P 波。这一发现（心室预激）加上 SVT 的病史提示存在房室旁路。旁路（AP）是位于心房和心室之间的额外的房室结通路，其允许心脏冲动绕过房室结直接从心房进入心室。房室结传导正常。在心室预激中，经 AP 传导的电脉冲先于经房室结传导的脉冲到达心室，并预激心室，导致心室提早激活，出现短 PR 间期。当通过房室结的正常传导与预激发生脉冲融合，QRS 波群出现模糊的上行冲程，称为 δ 波。

　　预激本身几乎不产生临床后果；但是 AP 和房室结的存在产生了一个传导组织回路，促进了 SVT 的发展。ECG 39a 所示的 SVT 通常是心房期前收缩所致。心动过速利用房室结顺向传导，利用 AP 逆向传导至心房。阻滞房室结传导的药物，如地尔硫卓，可通过阻滞房室结的脉冲传导来终止 SVT。其他可选择性地减慢房室结传导的抗心律失常药物，也可有效终止心动过速。对于对药物治疗有抗性的心动过速，需靠介入治疗来终止，如使用射频能量破坏（消融）旁路的导管消融。

ECG 39b

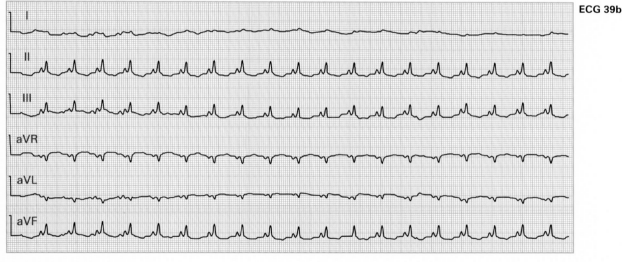

ECG 病例 40：问题

ECG 心电图记录自一只患有持续性心杂音的 5 月龄德国牧羊犬。

Ⅰ. ECG 40（50 mm/s；5 mm/mV）中有什么发现？

Ⅱ. 该心电图有什么临床意义？

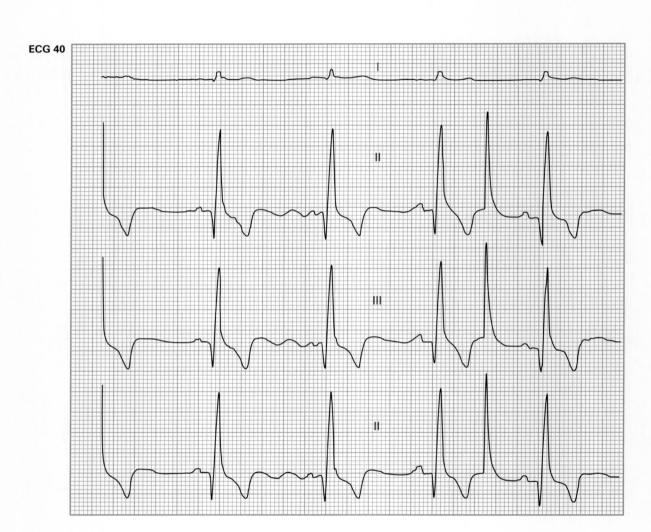

ECG 病例 40：回答

Ⅰ. ECG 40 显示窦性心律，符合左心室增大的标准，有运动伪影。

Ⅱ. ● 心率为 115 bpm。P 波振幅和持续时间正常。注意心电图的灵敏度设置为 5 mm/mV，这导致波群仅为正常大小的一半。因此，R 波振幅在 4.0 mV 时增加（大型犬正常为 < 3.0 mV），QRS 波群持续时间在 70 ms 时延长（正常 < 60 ms）。这两个发现都与左心室肥大一致。根据犬的年龄和品种及持续性心杂音的存在，动脉导管未闭最有可能是左心室肥大的病因。

● 左边第四个波为运动伪影的结果。第一次检查时，心电图波的形态似乎与周围的 QRS 波群相似，且比预期更早到达，表明其是室上性或房性早搏。但有两个特征表明其是伪影。第一，QRS 波群没有类似于所有其他节律的特征性 T 波跟随，第二，QRS 波群不存在于Ⅰ导联。心脏不可能在去极化（形成 QRS 波群）后不复极化（形成 T 波），且不可能在所有导联中检测到真正的 QRS 波群。根据Ⅰ、Ⅱ、Ⅲ导联的方位（图 1.1），左后肢产生的伪影（在这种情况下是腿的运动）会在Ⅱ导联和Ⅲ导联中产生伪影，这两个导联都使用左后肢作为 ECG 记录的一极，但在Ⅰ导联中是不存在的，Ⅰ导联使用左右前肢进行 ECG 记录。

● 心电图伪影常见于犬猫，需仔细检查心电图以避免对这些偏差的误解。

ECG 病例 41：问题

ECG 41 记录自一只 11 岁混种犬。

Ⅰ. ECG 41（50 mm/s；10 mm/mV）中有什么发现？

Ⅱ. 该心电图有什么临床意义？

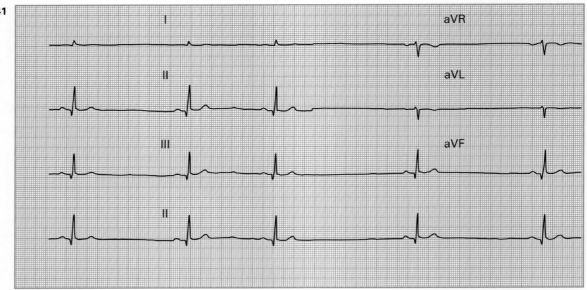

ECG 41

ECG 病例 41：回答

Ⅰ. ECG 41 显示窦性心动过缓（SB）。

Ⅱ. ● 心率范围为 44 ~ 70 bpm。节律稍有不规则。

● 每拍均存在一个正常的 P 波、QRS 波群和 T 波。

● SB 的原因包括高静息迷走神经张力、窦房结功能障碍、电解质异常（即高钾血症）、中枢神经系统疾病、体温过低和药物（如麻醉剂、镇静剂、阿片类药物）。

● 在该病例中，SB 的原因可能与高静息迷走神经张力有关，因不规律性提示窦性心律不齐。如果是这样，对运动或阿托品给药的正常反应应是心率和规律性的增加。对这些刺激无反应可能是原发性传导系统疾病的信号。

ECG 病例 42: 问题

ECG 42 记录自一只处于全身麻醉状态下的 4 月龄德国牧羊犬。

Ⅰ. ECG 42（25 mm/s；10 mm/mV）中有什么发现?

Ⅱ. 该心电图有什么临床意义?

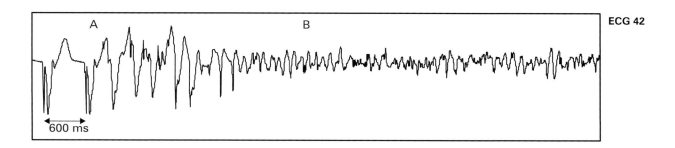

ECG 42

ECG 病例 42: 回答

Ⅰ. ECG 42 显示 VT 退化为 VF。

Ⅱ. ● 前两个 QRS 波群（A 段）是设定心率为 100 bpm 的人工起搏器的结果。在其退化成 VF（B 段）之前，节律变化成快速和多态性 VT。VF 的特征是心电活动低幅度和紊乱，心电图偏转的形状、方向和幅度不断变化。在 VF 时无法识别正常的 P–QRS–T 波群。在该病例中，纤颤波显得相对粗糙。一般心电图检测到的振荡越小，粗纤颤的振幅越低。

● 在 VF 时，心室肌随机抽动，并非以协调的方式收缩。随后心室无法将血液泵入体循环和肺循环。心输出量完全停止，VF 会在数秒内导致意识丧失，如不立即治疗，有致死风险。体外电击除颤为终止 VF，帮助恢复有效心律的最佳方法。

ECG 病例 43: 问题

ECG 43 记录自一只 10 岁可卡犬。

Ⅰ. ECG 43（50 mm/s；10 mm/mV）中有什么发现？

Ⅱ. 该心电图有什么临床意义？

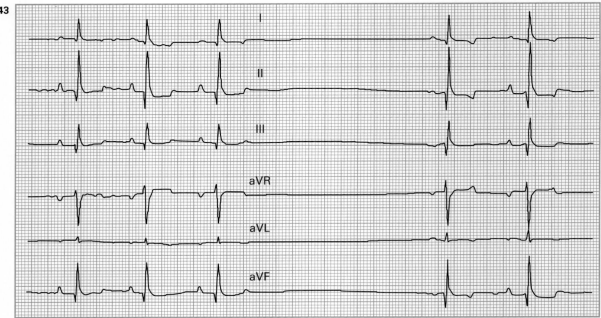

ECG 病例 43: 回答

Ⅰ. ECG 43 显示交界性逸搏。

Ⅱ. ● 前三次搏动起始为窦性,速率为 120 bpm。在这些搏动之后,有一个约 1.4 s 的窦性停搏 / 暂停期,随后为具有不同 P 波形态的交界性逸搏。交界性逸搏的 QRS 波群构型正常。

● 当窦性心律的速率低于交界性逸搏的固有速率（通常为 40 ~ 80 bpm）时，就会出现交界性逸搏。逸搏的 P 波典型不同于窦搏的 P 波，这表明其起源于逸搏焦点而非窦房结。

● 坚决避免抑制逸搏节律，而应调查心动过缓的潜在病因。

● 关键点是发生在心动过缓或心搏停止后伴随负的或改变的 P 波构型的正常 QRS 波群。

ECG 病例 44：问题

ECG 44 记录自一只 7 岁雄性家养短毛猫。

Ⅰ. ECG 44（50 mm/s；10 mm/mV）中有什么发现？

Ⅱ. 该心电图有什么临床意义？

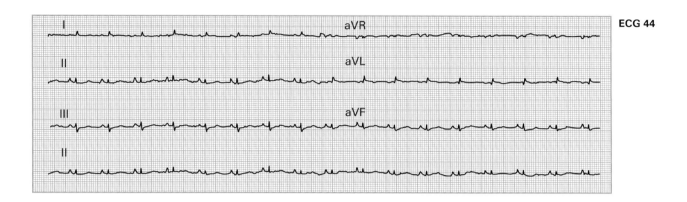

ECG 44

ECG 病例 44：回答

Ⅰ. ECG 44 显示窦性心律。

Ⅱ. ● 平均心率为 200 bpm。节律规则，P 波（蓝色箭头），QRS 波群（黑色箭头）和 T 波（绿色箭头）均正常。

● 窦性心律代表正常心率下心房和心室去极化的正常序列。搏动是由窦房结去极化所致，随后心房去极化（P 波）、房室结去极化（PR 间期）、心室去极化（QRS 波群）和复极化（T 波）。

● 猫的正常 T 波电压通常很低，可能根本观察不到。猫的窦性心律通常为 120 ~ 240 bpm。

● 注意，在正常窦性心律的猫中，QRS 波群的极性在 Ⅱ 导联和 aVF 导联中为正，指示 MEA 正常。

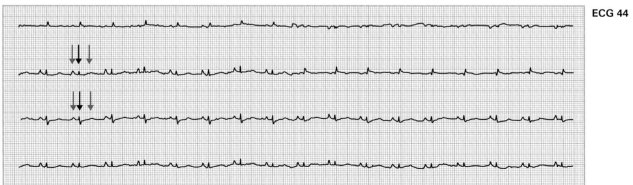

ECG 44

ECG 病例 45：问题

ECG 45 记录自一只疑似患有主动脉血栓栓塞的 16 岁雄性去势家养短毛猫。

Ⅰ. ECG 45（50 mm/s；10 mm/mV）中有什么发现？

Ⅱ. 该心电图有什么临床意义？

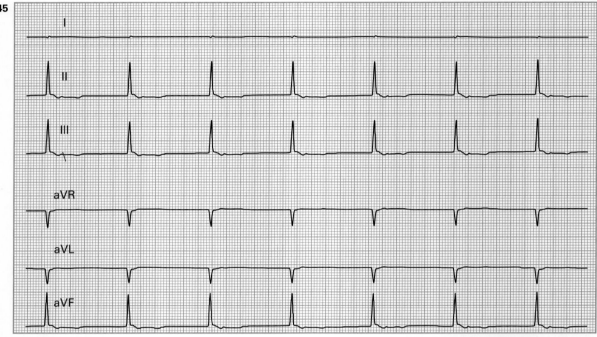

ECG 45

ECG 病例 45：回答

Ⅰ. ECG 45 显示心房静止。

Ⅱ. ● 心率约为 105 bpm，节律规则。

● 无 P 波。QRS 波群狭窄，表明其可能起源于室上性心动过速。

● 缺乏 P 波、心率缓慢和室上 QRS 波群与心房静止最为一致。QRS 波群很可能是交界性逸搏。

● 心房静止可继发于退行性心房肌病或继发于严重电解质异常，如高钾血症。

● 退行性心房肌病的典型特征为功能性心房肌细胞丧失和心房纤维化，心房静止通常是永久性的。

● 高钾血症可继发于代谢性疾病（即糖尿病酮症酸中毒）、肾衰竭或有时伴随猫主动脉血栓栓塞的再灌注损伤。纠正高钾血症（如利尿、葡萄糖、胰岛素等）可恢复正常窦性心律。

ECG 病例 46：问题

ECG 46 记录自一只 13 岁家养短毛猫。

Ⅰ. ECG 46a（50 mm/s；10 mm/mV）中有什么发现？

Ⅱ. 该心电图有什么临床意义？

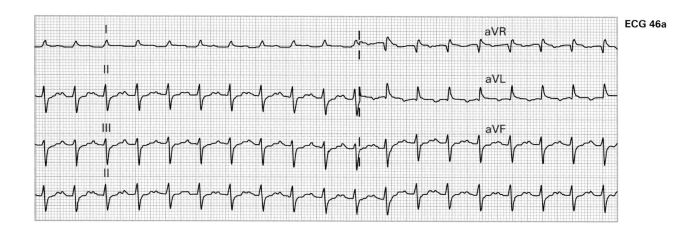

ECG 46a

ECG 病例 46：回答

Ⅰ. ECG 46a 显示 SVT 和与左前分支阻滞（LAFB）一致的左 MEA 移位。

Ⅱ. ● 心率为 300 bpm，节律规则。QRS 波群狭窄；然而，QRS 波群极性在 Ⅱ、Ⅲ 和 aVE 导联中主要为负，而在 Ⅰ 导联和 aVL 导联中为正，并且与 MEA 偏左移一致（见 ECG 病例 18）。

● 在该病例中，QRS 波群前有 P 波，说明 QRS 波群起源于室上（即使急性异常也不起源于心室）。

● SVT 可能是由于原发性心肌病、甲状腺功能亢进、心脏肿瘤或药物中毒（如支气管扩张剂、拟交感神经药物）。

● 在该病例中，因 SVT 突然终止（ECG 46b 中的箭头）和在较慢的心率下出现两个窦性搏动（箭头），可证明 MEA 左移。

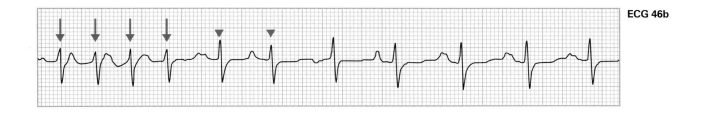

ECG 46b

ECG 病例 47：问题

ECG 47 记录自一只有呕吐和虚弱病史的犬。

Ⅰ. ECG 47（50 mm/s；10 mm/mV）中有什么发现？

Ⅱ. 该心电图有什么临床意义？

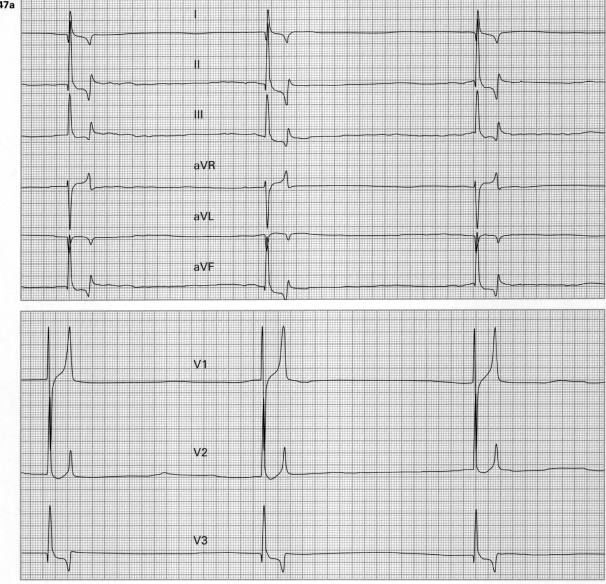

ECG 47a

ECG 病例 47：回答

Ⅰ．ECG 47a 显示心室心率缓慢且轻度不规则，约为 30 bpm 和 35 bpm。无可见的 P 波。胸导联 V1 和 V3 的 T 波异常高。该心电图节律最符合心房静止的特征。由于无可见 P 波，完全（Ⅲ级）房室结传导阻滞的可能性较小。

Ⅱ．心房静止可继发于有纤维组织的心房心肌的特异性替换或继发于可引起心房心肌去极化失败和心动过缓的严重高钾血症。在该特殊病例中，犬血清 K^+ 浓度显著升高至 8.7 mmol/L。静脉注射葡萄糖和钙治疗后，犬的 K^+ 浓度降低到 7.7 mmol/L，复查心电图显示窦性心律恢复，P 波正常，心率增加（ECG 47b）。造成严重高钾血症的原因相对少见，包括输尿管梗阻、代谢性酸中毒、溶血、治疗高肾上腺皮质激素后继发的并发症，或是该病例的肾上腺皮质功能减退。

ECG 47b

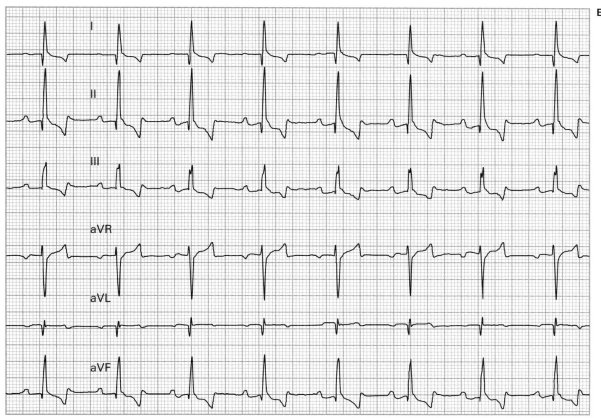

ECG 病例 48：问题

ECG 48 记录自一只在常规检查中发现患有心律失常的犬。

Ⅰ. ECG 48（25 mm/s；10 mm/mV）中有什么发现？

Ⅱ. 该心电图有什么临床意义？

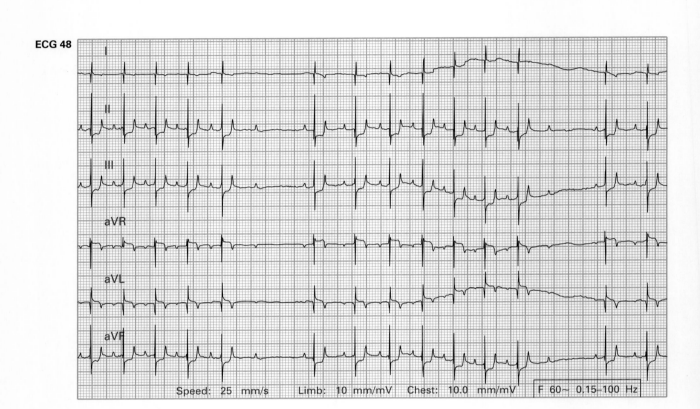

ECG 48

Speed: 25 mm/s　　Limb: 10 mm/mV　　Chest: 10.0 mm/mV　　F 60~ 0.15–100 Hz

ECG 病例 48：回答

Ⅰ. ECG 48 显示 Ⅱ 级房室结传导阻滞。

Ⅱ. 窦性心律时的心室率约为 135 bpm。P 波后没有接 QRS 波群，表明窦性冲动无法通过房室结并使心室去极化。

Ⅲ. P 波下降前窦性搏动 PR 间期为 0.16 s（4 mm × 0.04 s/mm）。此 PR 间期与其他窦性搏动相同，Ⅱ 级房室结传导阻滞被进一步描述为 Ⅱ 型，其中 PR 间期在 P 波下降前的搏动中没有延长。

Ⅳ. 下降的 P 波是相对少见的，且没有必然出现的临床症状；但仍应进一步询问动物主人关于犬的活动和行为的微妙变化。Ⅱ 级房室结传导阻滞的存在怀疑原发性房室结疾病。诊断包括观察等待并在 3 ~ 6 个月内复查心电图，或动态心电图（Holter）监测，以更好地描述 24 h 或 48 h 内房室结传导阻滞的频率和严重程度。

ECG 病例 49：问题

ECG 49 记录自一只患有心杂音的 7 岁拉布拉多寻回猎犬。

Ⅰ. ECG 49a（25 mm/s；10 mm/mV）中有什么发现？

Ⅱ. 该心电图有什么临床意义？

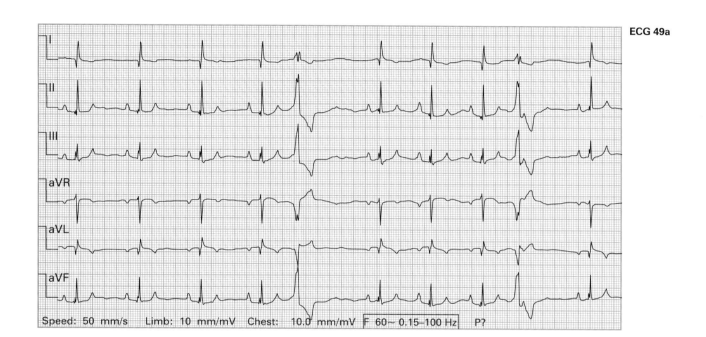

ECG 49a

ECG 病例 49：回答

Ⅰ. ECG 49a 显示窦性心律的速率为 120 bpm，伴有两个单形室性早搏节拍。在房室结处被阻滞的第二室早搏（箭头）ST 段心电图可见 P 波，可能是由于早搏引起房室结逆行去极化（ECG 49b 中的箭头）。QRS 波群中有凹陷，在Ⅲ导联的 R 波与Ⅱ导联和 aVF 导联的 Q 波中表现得极明显。室性早搏节拍在 R 波中也有一个凹陷。

Ⅱ. 室性早搏节拍的出现可能是由于原发性心脏病，如心肌病，或由于心外病因，如腹部肿块或其他全身性疾病。QRS 波群的凹陷相对非特异性，但之前的报道中有指出该现象与心肌损伤或纤维化有关。心脏病的可能性随着显示凹陷的导联数量的增加而增加。进一步的诊断可能包括超声心动图、X 线片，以及可能存在的腹部或全身性疾病的调查。在没有临床症状的情况下，对室性早搏节拍进行特定的抗心律失常治疗可能是不必要的；然而，动态心电图（Holter）监测可能进一步描述任何室性心律失常的频率和程度。

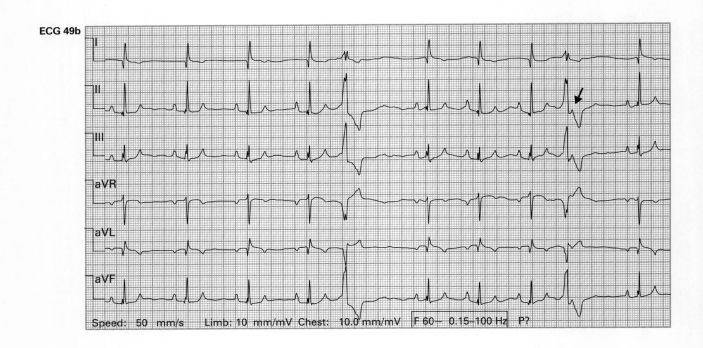

ECG 49b

Speed: 50 mm/s   Limb: 10 mm/mV   Chest: 10.0 mm/mV   F 60~ 0.15–100 Hz   P?

ECG 病例 50：问题

ECG 50 记录自一只猫。

Ⅰ. ECG 50a（50 mm/s；10 mm/mV）中有什么发现?

Ⅱ. 该心电图有什么临床意义?

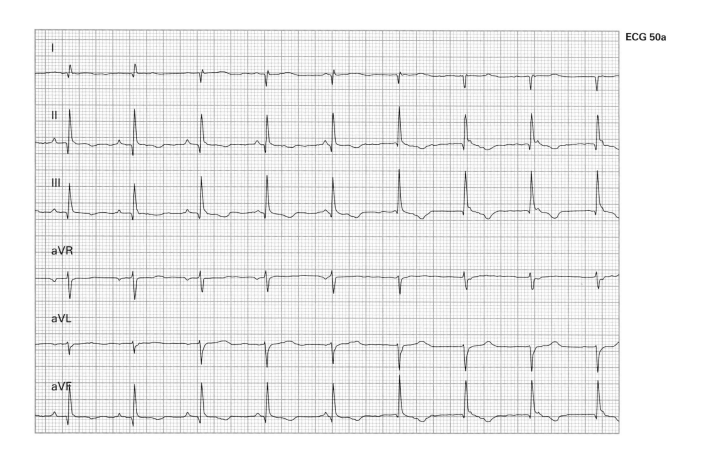

ECG 50a

ECG 病例 50：回答

Ⅰ.心室率为 150 bpm。P 波似乎与 QRS 波群无关。记录开始段中，P 波（箭头）在 QRS 波群前，但在记录的中间段和结束段中，P 波"漂移"接近 QRS 波群，然后进入和覆盖 QRS 波群（ECG 50b）。因此，P 波和 QRS 波群之间没有关系，这表明有 2 个不同的独立起搏器驱动心房和心室。最有可能驱动心房的是窦房结控制心房频率，而正常的 QRS 波群形态表明，位于房室结或房室结附近的起搏器以类似窦房结的速率控制心室。该心电图结果最符合异律性房室分离。

Ⅱ.异律性房室分离通常是良性的，因为它的交接点心率接近正常的窦性心律。异律性房室分离通常不需要治疗。根据作者经验，这种节律最常发生在猫上，特别是麻醉时全身性疾病的病例中，偶尔也出现在原发性心脏病的病例中。

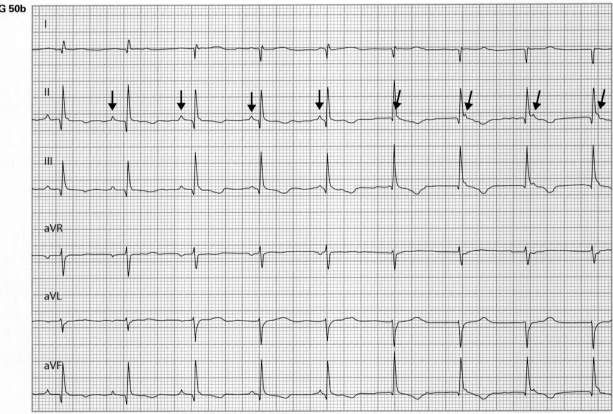

ECG 50b

ECG 病例 51：问题

ECG 51a 记录自一只犬身上的动态心电图（Holter）监测。

Ⅰ. ECG 51a（25 mm/s；10 mm/mV）中有什么发现？

Ⅱ. 该心电图有什么临床意义？

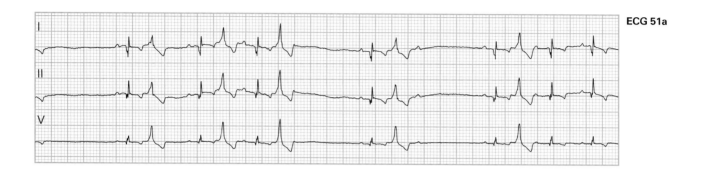

ECG 51a

ECG 病例 51：回答

Ⅰ. 心率不规则，平均心率约为 115 bpm。似乎偶见正常窦性搏动（蓝色线型箭头）和常见单室早搏（蓝色箭头）（ECG 51b）。紧接 VPC 的第三和第六窦性搏动（绿色条带）的 PR 间期分别延长到 0.16 s 和 0.17 s。第四个 VPC 后，无 QRS 波群跟随的 P 波（绿色箭头），表示房室结传导阻滞。该心电图结果最符合伴单室性 VPC 的窦性心律和隐匿性房室结传导。隐匿性房室结传导是指假设 VPC 能够逆行传导到房室结，部分或完全去极化房室结组织，导致随后窦性搏动的房室结传导缓慢（Ⅰ级房室传导阻滞）或导致窦性冲动穿越房室结的间歇失效并引起随后的 QRS 波群（Ⅱ级房室传导阻滞）。术语"隐匿性"指的是实际上心电图中没有检测到房室结去极化，只能记录其对随后的窦性搏动的影响。

Ⅱ. 隐匿性房室结传导在 VPC 存在时较为常见，并导致 VPC 之后的暂停。不需要特殊治疗来解决隐匿性传导和偶然的 P 波下降。VPC 可能是由于原发性心脏病（如心肌病或瓣膜疾病），或继发于心外原因（如腹部疾病或其他全身性疾病）。

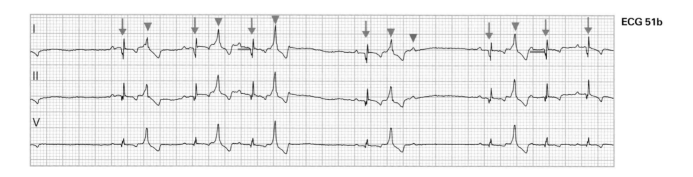

ECG 51b

ECG 病例 52：问题

ECG 52 记录自一只有虚弱和心动过速病史的犬。

Ⅰ. ECG 52（50 mm/s；10 mm/mV）中有什么发现？

Ⅱ. 该心电图有什么临床意义？

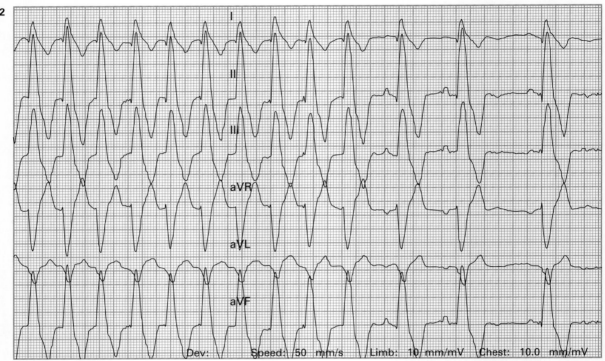

ECG 病例 52：回答

Ⅰ. 记录开始时的心率为 250 bpm，记录结束时的心率为 110 bpm。记录的第一部分最适合被描述为宽波性心动过速，这可能是由于室性心动过速或并发传导异常的室上性心动过速，如左束支传导阻滞。在记录的后半部分，心动过速中断，导致心率显著下降，在每个 QRS 波群前均可见 P 波，表明窦房结是这些搏动的起源。窦性心动过速的 QRS 波群与室上性心动过速时的 QRS 波群一致，且波谱异常宽，为 0.10 s，与左束支传导阻滞一致。因此，最有可能的心电图诊断是伴左束支传导阻滞的室上性心动过速。这种类型的宽波性室上性心动过速很难与室性心动过速区分开，除非有心动过速中断和 P 波开始变得明显的要点。

Ⅱ. 左束支传导阻滞通常与临床上重要的心脏病有关。室上性心动过速通常是原发性心脏病的结果，特别是以心房增大为典型的疾病，如二尖瓣疾病或扩张型心肌病。刺激迷走神经（如眼压）可急性阻断室上性心动过速，并有助于区分室上性心动过速和室性心动过速。心动过速可继发无力、运动不耐受或晕厥，特别是有原发性心肌疾病时。治疗时可能使用减缓房室结传导的药物，如地尔硫卓或阿替洛尔，以降低心室心率。

ECG 病例 53：问题

ECG 53 记录自一只患有心动过速的犬。

Ⅰ . ECG 53（25 mm/s；20 mm/mV）中有什么发现？

Ⅱ . 该心电图有什么临床意义？

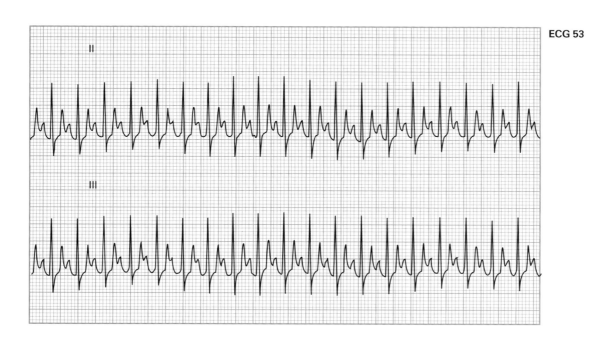

ECG 53

53：回答

Ⅰ . 心率为 215 bpm。QRS 波群较窄，似起源于室上，各 QRS 波群前均有 PR 间期一致的 P 波。最有可能的心电图诊断是室上性心动过速。

Ⅱ . 室上性心动过速可继发于原发性心脏病，特别是与心房增大相关的疾病，如扩张型心肌病或二尖瓣疾病。由于心率加快，犬会表现出虚弱、嗜睡、运动不耐受或晕厥的症状。治疗可能包括刺激迷走神经以急性减缓或中断心动过速，以及口服或注射药物，如地尔硫卓或 β–受体阻滞剂，以减缓房室结传导。

ECG 病例 54：问题

ECG 54 记录自一只患有心动过速和间歇性虚弱的幼犬。

Ⅰ. ECG 54a（50 mm/s；10 mm/mV）中有什么发现？

Ⅱ. 该心电图有什么临床意义？

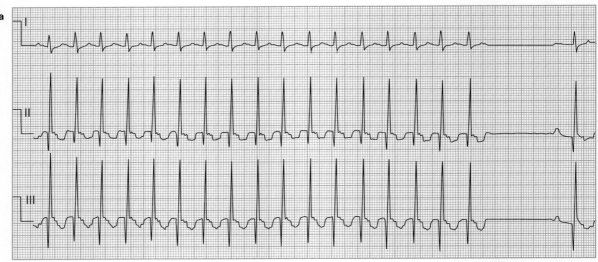

ECG 病例 54：回答

Ⅰ. 记录大部分的心率为 275 bpm。QRS 波群窄，且在 Ⅱ 导联中性为正，似乎起源于室上。因此，最有可能的心电图诊断是室上性心动过速。每个 QRS 波群的 ST 段都有小的负偏转，可能是逆行 P 波（P′，箭头），在 Ⅱ 和 Ⅲ 导联中最明显。在记录接近结束时，室上性心动过速突然终止，在一段暂停后出现正常的窦性搏动（见下方专栏）。P′ 波的存在及其与之前的 QRS 波群的接近程度高度提示在房室之间旁路引起的折返性室上性心动过速。室上性心律失常的这些类型最常在拉布拉多寻回猎犬中发现，是提供房室间除房室结外的第二个连接的传导阻滞异常带的结果（见下方专栏）。

Ⅱ. 室上性心动过速时心率过快可导致虚弱、运动不耐受和晕厥。治疗包括使用钙通道阻滞剂、受体阻滞剂或地高辛阻滞房室结的折返性回路，以及使用钠通道或钾通道阻滞剂阻滞旁路。也可进行基于导管的射频消融术，但全球只有一些地区可以进行。

旁路引起的折返性室上性心动过速

旁路是心房和心室之间独立于房室结的传导组织（图 A）。在与旁路相关的最常见的室上性心动过速类型中，一个脉冲从心房穿过房室结进入心室（图 A 中 1），导致一个正常出现的 QRS 波群（图 A 中 2）。然后，心室动作电位能够通过旁路从心室传导回心房，旁路逆向去极化心房，并在前一个 QRS 波群（图 A 中 3）的 ST 段内产生逆行（即负波）P 波。然后脉冲重新进入房室结（图 A 中 4），循环全过程从而产生室上性心动过速（图 B）。折返性回路涉及房室结和旁路，这两个区域代表了使用抗心律失常药物或导管射频消融术破坏和终止心动过速的潜在靶点。

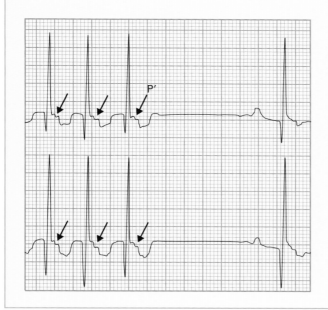
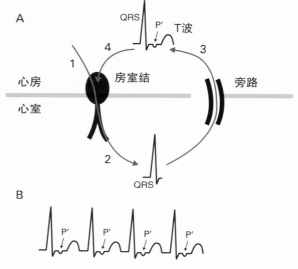

ECG 病例 55：问题

ECG 55 记录自一只被诊断因Ⅲ级房室结传导阻滞而晕厥的 12 岁萨路基猎犬。该犬体内植入有减缓临床症状的单式起搏器。8 个月后患犬出现虚脱症状。

Ⅰ. ECG 55a（50 mm/s；5 mm/mV）中有什么发现？

Ⅱ. 该心电图有什么临床意义？

Ⅲ. 应考虑做什么样的进一步诊断？

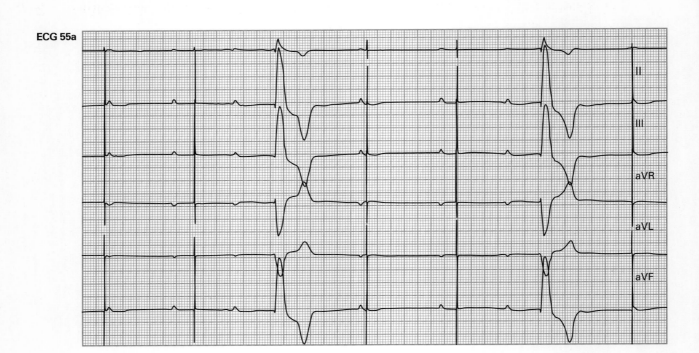

ECG 55a

ECG 病例 55：回答

Ⅰ. ECG 55a 显示起搏器捕获失败。潜在心律是Ⅲ级房室结传导阻滞。心室起搏峰值（蓝色箭头）代表起搏器的电输出，定期（每 0.67 s）出现一次，但每次波峰后没有起搏引起的 QRS 波群（ECG 55b）。由于房室结传导阻滞存在时起搏器无法控制心率，会出现心室逸搏（黑色箭头）。

Ⅱ. 该患犬因起搏器功能故障导致捕获功能丧失，出现长时间的停搏而晕倒。

Ⅲ. 应做胸片和心脏起搏器检查。胸片可以检查起搏器导线是否移位。心脏起搏器的检查可以评估电参数，例如输出电压和持续时间等。捕获功能丧失的常见原因包括导线脱落、起搏电压或起搏持续时间不足，或导线断裂。在该患犬中，X 线片证明起搏器导联到位。增加输出电压，会导致心室捕获成功且一致，并创造一个由起搏器引起的 QRS 波群。

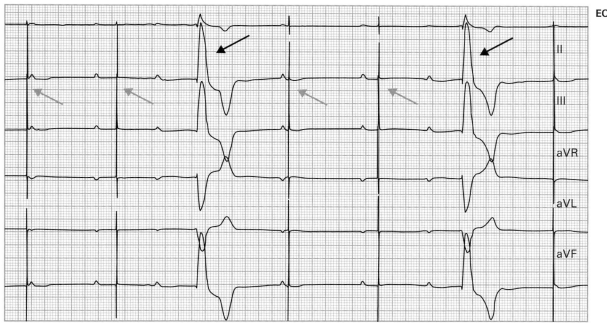

ECG 55b

ECG 病例 56：问题

ECG 56 记录自一只因患有病窦综合征而虚脱的 8 岁西高地白狐犬。该犬植入设置为 110 bpm 的心脏起搏器，植入后无并发症。

Ⅰ. ECG 56a（50 mm/s；10 mm/mV）中有什么发现？

Ⅱ. 如何重新编程才能解决这个问题？

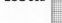

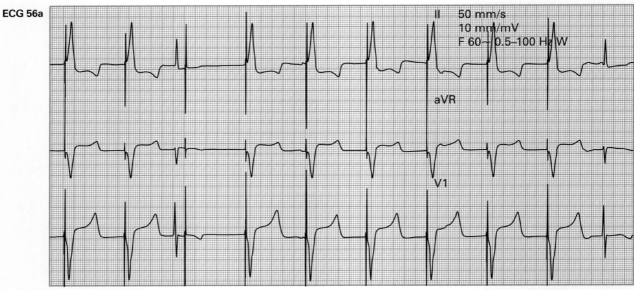

ECG 病例 56：回答

Ⅰ. ECG 56a 显示起搏器对犬的固有的（天生的）QRS 波群感应不足。当起搏器没有感应或检测到内在 QRS 波群（黑色箭头），并在应该静止时继续配速并发出电输出（即起搏波峰）（蓝色箭头）时，就会出现这种情况（ECG 56b）。这种起搏波峰也显示了捕获的丧失，其不会引起随后的 QRS 波群，因为起搏器在前一内在搏动的 ST 段心电图（即心室不应期）提供刺激，且不能刺激心室去极化。这种情况可能很危险，因为在这个脆弱的复极化时期，起搏脉冲的传递可能会诱发室颤（VF）。绿色箭头表示随后捕获的起搏波峰和起搏的 QRS 波群。

Ⅱ. 灵敏度是指起搏器可检测到的作为原生去极化的最小电压。例如，3 mV 的灵敏度意味着起搏器只能感应到等于或大于 3 mV 的信号，忽略所有其他电压。因此，感应不足的一个原因是起搏器导线尖端的灵敏度设置高于本地 QRS 波群去极化电压。为了纠正感应不足，可通过降低阈值来提高起搏器的心室敏感性。在该病例中，感应值降低到 2.5 mV。ECG 56c 显示，灵敏度的变化导致起搏器能适当地感应到固有心率，且只有当固有心率低于 110 bpm 时才会起搏。

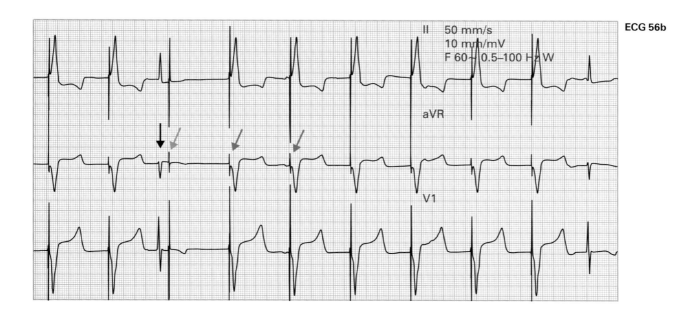

ECG 56b

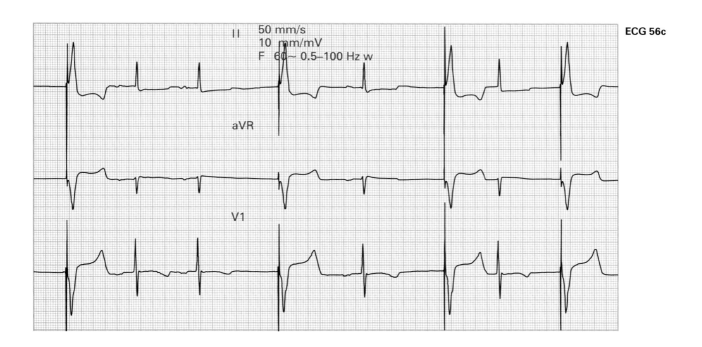

ECG 56c

ECG 病例 57：问题

　　ECG 57 记录自一只 13 岁混种犬，该犬最初因患有完全性房室结传导阻滞而引起虚脱，而后该犬植入设置为 75 bpm 的心脏起搏器。

　　Ⅰ. ECG 57a（25 mm/s；10 mm/mV）中有什么发现?

　　Ⅱ. 如何重新编程才能解决这个问题?

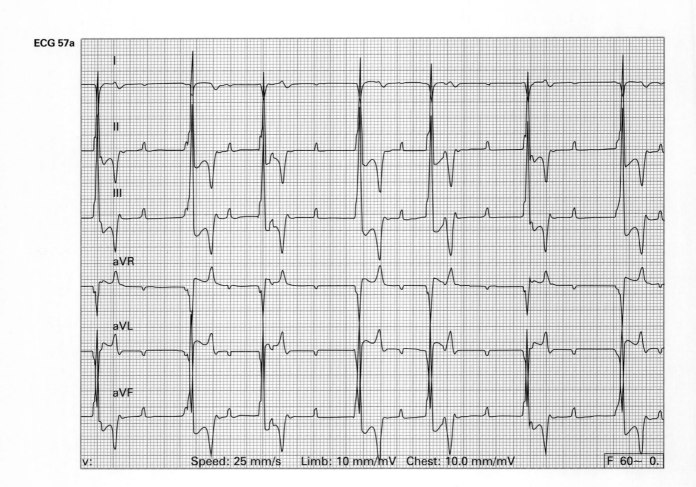

ECG 57a

v:　　　　　Speed: 25 mm/s　　Limb: 10 mm/mV　Chest: 10.0 mm/mV　　　　F 60~ 0.

ECG 病例 57：回答

Ⅰ. ECG 57a 显示起搏器感应过敏。起搏器偶尔会检测到 T 波，并误认为是固有的 QRS 波群。心脏起搏器被设置为 75 bpm［即室性起搏（VP）节拍间隔时间为 800 ms（ECC 57b 蓝色水平箭头）］。在该病例中，起搏器感应到 T 波（VS = 心室感觉，垂直黑色箭头），并在感应到 T 波后等待 800 ms 再次配速（ECG 57b 红色水平箭头）。这导致 R–R 间期超过 800 ms（黑色水平箭头），每次心脏起搏器感知 T 波时，心率低于 75 bpm。

Ⅱ. 感应过敏会导致起搏速率低于预期，因为不适当的检测会抑制起搏器以正确的速率起搏。如 ECG 病例 56 问题所述，灵敏度是指起搏器可检测到的作为原生去极化的最小电压。如果起搏器感应到如骨骼肌肌电位、电磁干扰、P 波或 T 波等电信号，并将其认为是固有的 QRS 波群，就会发生感应过敏。由于灵敏度设置或不应期的规划不足，导线或设备故障，由于组织特征随时间发生变化而导致的信号幅度变化，均可能增加感应过敏的可能性。在大多数情况下，不恰当的感应电事件的电压会低于真正的 QRS 波群，降低起搏器的心室敏感性将纠正这个问题。在该病例中，将传感阈值从 3.8 mV 提高到 5.0 mV，纠正了感应过敏。

ECG 57b

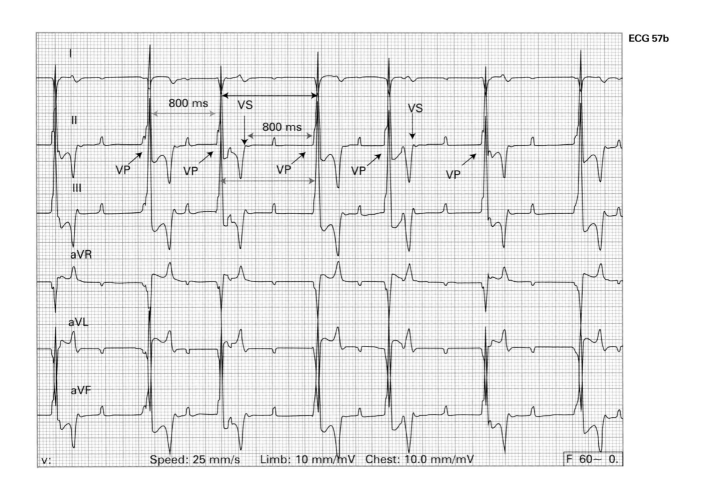

ECG 病例 58：问题

　　动态心电图记录自一只 6 岁雄性去势拳师犬，住院心电图显示该犬有室性早搏（VPC）和室性心动过速（VT）病史，这是由致心律失常性右心室心肌病（ARVC）引起的。该记录显示了 VPC 的数量和 24 h 记录期间 VT 的运行情况，以及 VPC 占总 QRS 波群的百分比。进行抗心律失常治疗（索他洛尔 2 mg/kg，q12 h，PO）以抑制室性心律失常。在索他洛尔治疗一周后，复查获得动态心电图记录。

	VPC/24 h	VT 的次数 /24 h	心室异位搏动占总数的百分比 /24 h
治疗前	5 822	42	6.2%
索他洛尔	14 681	295	13.8%

　　Ⅰ.你会如何解读该动态心电图记录结果？
　　Ⅱ.关于药物治疗，你会给出哪些建议？

ECG 病例 58：回答

　　Ⅰ.索他洛尔治疗后心律失常明显增加，表明该钾通道阻滞剂具有致心律失常作用。
　　Ⅱ.目标是为了解释 VPC 数量的日常变化，减少 80% 以上的 VPC 数量。索他洛尔不能减少 VPC 的总数。可尝试一种具有不同作用机制的抗心律失常药。在该病例中，美西律（钠通道阻滞剂）和阿替洛尔（β – 受体阻滞剂）取代索他洛尔，可以消除 VT 的运行，并将心室总体异位率降低到 <0.1%。

治疗	VPC/24 h	VT 的次数 /24 h	心室异位搏动占总数的百分比 /24 h
治疗前	5 822	42	6.2%
索他洛尔	14 681	295	13.8%
美西律 + 阿替洛尔	29	0	<0.1%

ECG 病例 59：问题

动态心电图记录自一只与动物主人慢跑时晕厥而住院的 4 岁雌性绝育拳师犬，住院心电图显示其患有室性心动过速（VT）。最初使用索他洛尔 1.5 mg/kg，q12 h 治疗。一周后，复查获得动态心电图记录。

时间	治疗	VPC/24 h	VT 的次数 /24 h	心室异位搏动占总数的百分比 /24 h
+1 周	索他洛尔 1.5 mg/kg，每天 2 次	6415	33	6.2%

Ⅰ . 如何解读该动态心电图记录结果？

Ⅱ . 关于药物治疗，你会给出哪些建议？

Ⅲ . 关于心律失常监测，你会给出哪些建议？

ECG 病例 59：回答

Ⅰ. 就诊时的临床症状表明有较高猝死风险，并应开始抗心律失常治疗。因此，开始用索他洛尔之前的动态心电图数据不可用于比较，索他洛尔是否减少了 VPC 的基线数量尚不确定，但是，用索他洛尔治疗时的 VPC 总数相对较高。

Ⅱ. 索他洛尔的初始剂量处于剂量范围（1.5 ~ 2.5 mg/kg，q12 h）的下限处，剂量增加至 2.2 mg/kg，q12 h。一周后复查的动态心电图显示，与之前的记录相比，VPC 的数量减少大于 98%。

时间	治疗	VPC/24 h	VT 的次数 /24 h	心室异位搏动占总数的百分比 /24 h
+1 周	索他洛尔 1.5 mg/kg，每天 2 次	6415	33	6.2%
+2 周	索他洛尔 2.2 mg/kg，每天 2 次	84	0	< 0.1%

Ⅲ. 随着原发性疾病的进展，心律失常的控制会随着时间而改变。根据初始心律失常的严重程度和复杂性或临床症状的复发，通常考虑每隔 6 ~ 12 个月复查一次动态心电图记录。鉴于 6 个月后获得的随访动态心电图结果，表明索他洛尔的疗效明显丧失。

时间	治疗	VPC/24 h	VT 的次数 /24 h	心室异位搏动占总数的百分比 /24 h
+6 个月	索他洛尔 2.2 mg/kg，每天 2 次	23 102	425	21.0%

添加美西律可能会改善索他洛尔的心律失常抑制不足，且在该病例中，尽管仍有 18 次 VT 运行，索他洛尔的心律失常抑制不足仍导致 VPC 显著减少。

时间	治疗	VPC/24 h	VT 的次数 /24 h	心室异位搏动占总数的百分比 /24 h
+7 个月	索他洛尔 2.2 mg/kg，每天 2 次 + 美西律 5.5 mg/kg	302	18	<1.0%

ECG 病例 60：问题

动态心电图记录自一只杜宾犬，该犬有晚期扩张型心肌病史，近期复发充血性心力衰竭和心律快速不规则。心电图记录显示有心率 >250 bpm 的房颤。最初用地尔硫卓和地高辛治疗。治疗一周后复查获得 24 h 动态心电图报告。这次复诊中，发现充血性心力衰竭得到较好控制，但动物主人表明，该犬在过去 2 天内无食欲。

时间	治疗	24 h 平均心率	VPC/24 h	VT 的次数 /24 h	心室异位搏动占总数的百分比 /24 h
+1 周	地尔硫卓 XR：3.8 mg/kg，每天 2 次 地高辛：0.004 mg/kg，每天 2 次	167	17 903	2	7.6%

Ⅰ. 你会如何解读该动态心电图记录结果？

Ⅱ. 关于药物治疗，你会给出哪些建议？

ECG 病例 60：回答

Ⅰ. 2 h 平均心率为 167 bpm，该值升高，表明继发于房颤的心室率控制不佳。有频繁的 VPC 和两次 VT 运行，这表明高猝死风险。目标是将 24 h 平均心率降至 125 bpm 或更低。

Ⅱ. 地高辛对犬的常见副作用是食欲不振。开始治疗一周内，服药后 6 ~ 8 h 可检测到血清地高辛水平。杜宾犬对该药特别敏感，即使在低血清水平下也会出现胃肠道副作用。地高辛也可诱发室性心律失常，由于这些原因，地高辛已被停用。地尔硫卓虽然对房颤有效，但不能抑制室性心律失常，需要额外的抗心律失常药。由于该病例有晚期 DCM，收缩力差，没有使用索他洛尔，而是用胺碘酮治疗（10 mg/kg，每天 2 次，一周负荷剂量，随后维持剂量 6.5 mg/kg，每天 2 次），4 周后复查获得动态心电图记录。24 h 平均心率降低（尽管仍高于期望的 125 bpm），并且认为心室异位搏动和 VT 得到充分控制（另见图 5.8）。

时间	治疗	24 h 平均心率	VPC/24 h	VTd 的次数 /24 h	心室异位搏动占总数的百分比 /24 h
+1 周	地尔硫卓 XR：3.8 mg/kg，每天 2 次 地高辛：0.004 mg/kg，每天 2 次	167	17 903	2	7.6%
+4 周	地尔硫卓 XR：3.8 mg/kg，每天 2 次 胺碘酮：6.5 mg/kg，每天 2 次	138	1901	1	1.0%

ECG 病例 61：问题

ECG 61 记录自一只处于麻醉状态下的犬。

Ⅰ. ECG 61a 和 61b（25 mm/s；10 mm/mV）中有什么发现？

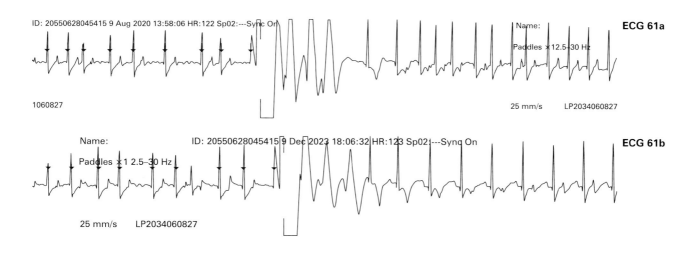

ECG 病例 61：回答

Ⅰ. ECG 61a 和 61b 显示了房颤电击复律的两种不同尝试。

- 每条描记线的开头显示 QRS 波群狭窄（即室上性）的节律不规则。不可见明显 P 波，但可见代表 F 波的波动基线。心电图结果与房颤一致。

- 每条描记线开头的箭头表明心脏复律单元与 QRS 波群的适当同步。大的双相偏转代表电击传递（蓝色箭头），与 QRS 波群同步。使用双相电击进行（体外电击）除颤尝试。

- ECG 61a 为动物接受 2 J/kg 的电击时的心电图记录。电击之后是三次宽波性心动过速（可能是室性心动过速），然后又恢复房颤。电复律失败可能是由于心房心肌的去极化率 >75%，或者心脏复律电极片在犬的胸部未处于最佳位置。在这些情况下，可以增加复律能量，重新定位电极片，或同时调整两者。

- ECG 61b 展示了在 ECG 61a 中犬房颤的后续和成功的电复律。描记线的开头显示房颤，具有与 ECG 61a 类似的同步标记，但是，除颤器未正确识别第七个 QRS 波群，并且缺少 QRS 波群标记。使用双相除颤器进行心脏复律所需的能量范围为 0.5 ～ 3 J/kg。在 QRS 波群后直接发出 3 J/kg（蓝色箭头）的电击。短暂的室性心动过速之后是规则的室上性节律，具有明显的 P 波（绿色箭头），与窦性心律的症状最为一致。复律通常会在房颤恢复或窦性心律恢复之前引起短暂的室性心律失常或暂停。在该病例中，心脏复律能量从 2 J/kg 增加到 3 J/kg 导致房颤成功终止并恢复窦性心律。

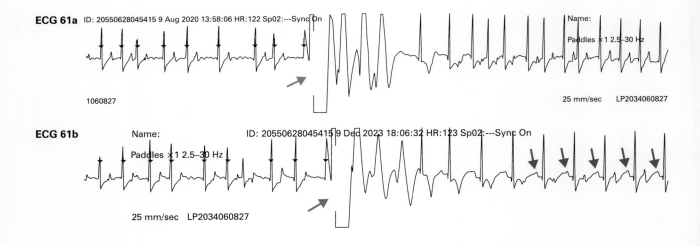

ECG 61a ID: 20550628045415 9 Aug 2020 13:58:06 HR:122 Sp02:---Sync On

Name:

Paddles x1 2.5–30 Hz

1060827

25 mm/sec   LP2034060827

ECG 61b   Name: ID: 20550628045415 9 Dec 2023 18:06:32 HR:123 Sp02:---Sync On

Paddles x1 2.5–30 Hz

25 mm/sec   LP2034060827

　　房颤电击复律与室颤的电除颤有相似之处（见 ECG 病例 25）。与心室除颤相似，房颤的复律是通过向心脏传递电击来完成的，从而使大部分心肌去极化。心肌变得暂时无法兴奋，导致心律失常的折返电路中断，促进窦性心律的恢复。与心室除颤不同，房颤电击复律是特意与 QRS 波群同步进行的，以避免在 T 波和心动周期的相对不应期的休克传递，因为这可能会引发室颤。

　　适用于房颤电击复律的除颤器能够设置为 SYNC 模式，因此除颤器内的同步电路将检测患病动物的 R 波或 S 波。较新的除颤装置提供双相电击，与单相电击相比，在较低能量水平下有效。在房颤电击复律期间，按住 SHOCK 按钮，设备在检测到 R 波或 S 波的下一个期间自动放电。在 SYNC 模式下，该装置显示箭头标记，操作员可以检查以确保准确识别 QRS 波群。对于双相除颤器，使用电极片或贴片对房颤进行外部心脏复律的推荐初始电击能量为 0.5 ~ 3 J/kg。如果第一次冲击无效，则传递增加能量的额外单次冲击。电击极其疼痛，房颤电击的患病动物必须被麻醉。将犬置于背侧或侧卧位，并在应用导电膏或凝胶后将自粘除颤垫或手持式除颤板应用在胸部的相对侧。

附　　　录

纸张速度和灵敏度

纸张速度	x 轴每正方形长 1 mm
25 mm/s	0.04 s
50 mm/s	0.02 s

灵敏度	y 轴每正方形长 1 mm
10 mm/mV	0.1 mV

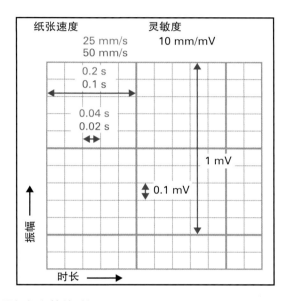

附表 1.1　犬和猫的正常心电图振幅和持续时间

	犬	猫
心率	幼年犬：70 ~ 220 bpm 成年犬：70 ~ 180 bpm	120 ~ 240 bpm
节律	窦性心律 窦性心律不齐	窦性心律
P 波		
振幅	最大：0.4 mV	最大：0.2 mV
持续时间	最大：0.04 s	最大：0.04 s
PR 间期	0.06 ~ 0.13 s	0.05 ~ 0.09 s
QRS 波群		
振幅	最大：小型犬 2.5 mV（大型犬 3.0 mV）	最大：0.9 mV
持续时间	0.06 s	0.04 s
ST 段心电图	没有升高或降低 >0.2 mV	没有升高或降低
T 波	正波、负波或双向波， R 波高度不超过 25%	等电或通常为正波 <0.3 mV
电轴	+40° ~ +100°	0° ~ +160°

资料来源：Tilley LP and Smith WK. In: Tilley LP et al., eds. Manual of Canine and Feline Cardiology, 4th ed. Saunders Elsevier, St. Louis: 2008.

心电图波形振幅和持续时间

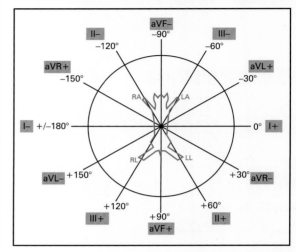

六导联心电轴系统

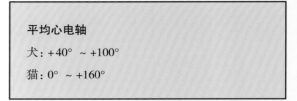

平均心电轴

犬：+40° ~ +100°

猫：0° ~ +160°

附表 1.2   选定的抗心律失常药物

药物	剂量	适应证
利多卡因	犬：2 mg/kg，IV，最多不超过 3 次 30 ~ 80 μg/（kg·min），CRI	室性心动过速
普鲁卡因胺	犬：5 ~ 15 mg/kg，IV，缓慢推注 2 分钟以上 25 ~ 50 μg/（kg·min），CRI 猫：2 ~ 5 μg/（kg·min）	室性或室上性心动过速
索他洛尔	犬：1.0 ~ 2.0 mg/kg，PO，每天 2 次 猫：10 mg/ 猫，PO，每天 2 次	室性或室上性心动过速
阿替洛尔	犬：0.25 ~ 2.0 mg/kg，PO，每天 1 ~ 2 次 猫：6.25 ~ 12.5 mg/kg，PO，每天 1 ~ 2 次	室性或室上性心动过速
地尔硫卓 XR	犬：3 ~ 4 mg/kg，PO，每天 2 次 猫：30 ~ 60 mg/ 猫，PO，每天 1 ~ 2 次	房颤或室上性心动过速
地尔硫卓	犬：0.5 ~ 2.0 mg/kg，PO，每天 3 次 0.1 ~ 0.2 mg/kg，IV 2 ~ 6 μg/（kg·min），CRI 猫：1.0 ~ 2.5 mg/kg，PO，每天 3 次	房颤或室上性心动过速
地高辛	犬：0.003 ~ 0.005 mg/kg，PO，每天 2 次 猫：0.03125 mg/ 猫，PO，每 48 h 1 次	房颤或室上性心动过速
阿托品	犬 / 猫：0.01 ~ 0.04 mg/kg，IV / IM / SC	心动过缓
胃长宁	犬 / 猫：0.005 ~ 0.01 mg/kg，IV / IM	心动过缓
丙胺太林	犬：0.25 ~ 0.5 mg/kg，PO，每天 2 ~ 3 次	心动过缓
氨茶碱	犬：10 ~ 20 mg/kg，PO，每天 2 次 猫：15 ~ 25 mg/kg，PO，每天 1 次	心动过缓
特布他林	犬：1.25 ~ 5.0 mg/ 犬，PO，每天 2 ~ 3 次	心动过缓

注：CRI，恒速输液；SC，皮下注射。

索引